◆ 不思議な「心」のメカニズムが一目でわかる ◆

統合失調症の人の気持ちがわかる本

監修 伊藤順一郎 メンタルヘルス診療所しっぽふぁーれ院長
NPO法人 地域精神保健福祉機構（コンボ）

kokoro library
こころライブラリー イラスト版

講談社

まえがき

近年、統合失調症を含むこころの病気の治療では、「リカバリー」という考えかたが注目されています。英語のリカバリーとは、「回復」「改善」「取り戻すこと」など、さまざまな意味をもつ言葉です。

単に「症状がなくなることを目指す」という一元的な見かたではなく、周囲のサポートを受け、薬を使いながら、自分らしく生活できるよう目指すということを表しています。

リカバリーが注目される背景には、「自分らしく生きる」という、人としてごく当たり前のことが、こころの病気がある人やその家族にとっては、とてもむずかしいという現状があります。

統合失調症は、まだ誤解されていることが多く、病気を周囲に知らせずに生活している人がたくさんいます。

病気や日常生活の不便などについて語り合う場所をもたず、「ほかの人はどうしているのだろう」、そんな疑問をもって過ごしている人が少なくないのです。同じ経験をもつ人達と話し合ったり、相談したりするのは、大きな支えになります。たとえ、具体的な解決に結びつかなくても、「この気持ちは自分だけのものではなかった」と感じることができるだけでも、気持ちが楽になります。

この本では、地域精神保健福祉機構（コンボ）で行った、統合失調症の本人とその家族によるアンケートがもとになっています。本人、家族、それぞれがふだんの生活で感じるさまざまな苦労や悩み、さらにそれを解決するヒントがたくさん含まれています。豊かなアンケートの内容がこの本の編集に的確に反映され、みなさんのもとに「役立つ言葉」として送り届けられることを、監修者としてこころから願っています。

メンタルヘルス診療所しっぽふぁーれ院長　**伊藤順一郎**
NPO法人　**地域精神保健福祉機構（コンボ）**

統合失調症の人の気持ちがわかる本　もくじ

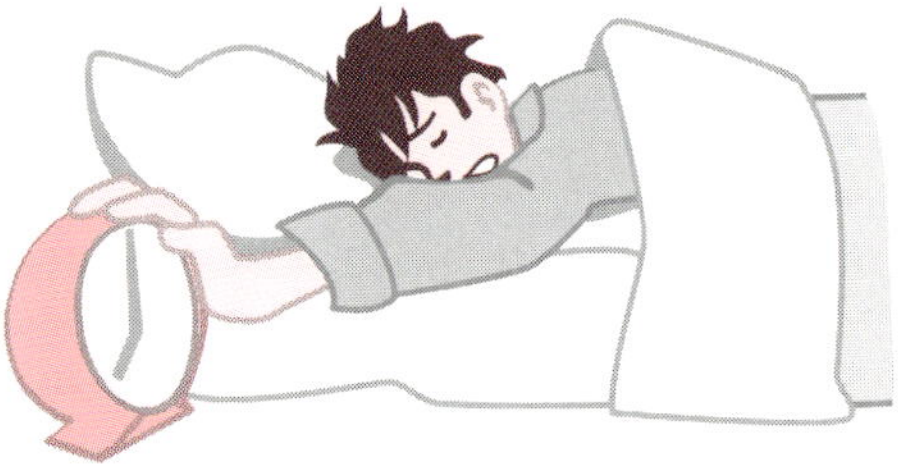

第2章 本人のこころ こんなことで悩んでいる……21

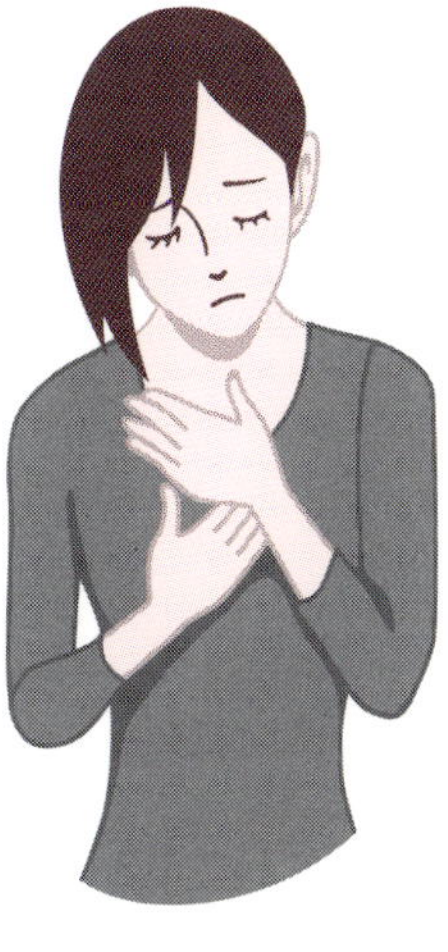

第5章 家族がわかり合うために心がけたいこと

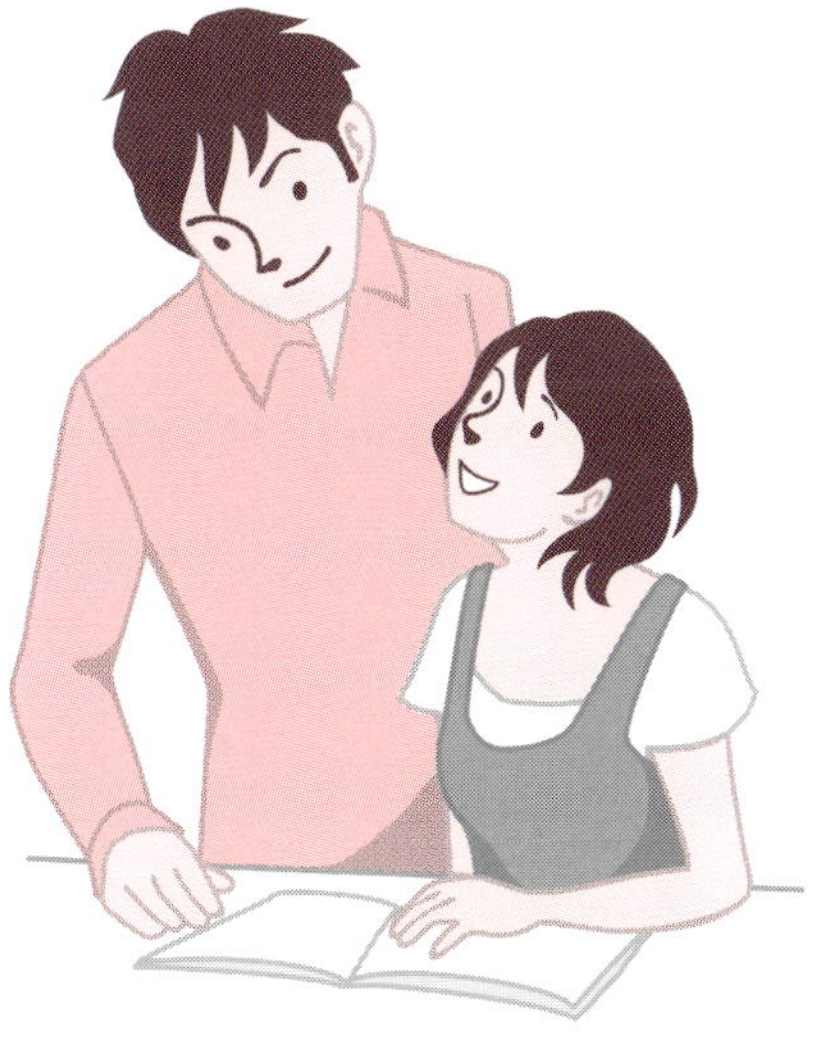

「急性期」「消耗期」「回復期」の３つの時期がある

統合失調症は慢性の病気です。回復への道のりはゆるやかで個人差が大きいうえに、病気の時期によって、症状がかなり異なります。そのため、本人がつらいこと、家族が困ることは時期によって変わります。

家族は

- 何が何だかわからない
- 突然の発症にどう対処していいかわからない
- 予期せぬ事態に恐れを抱く

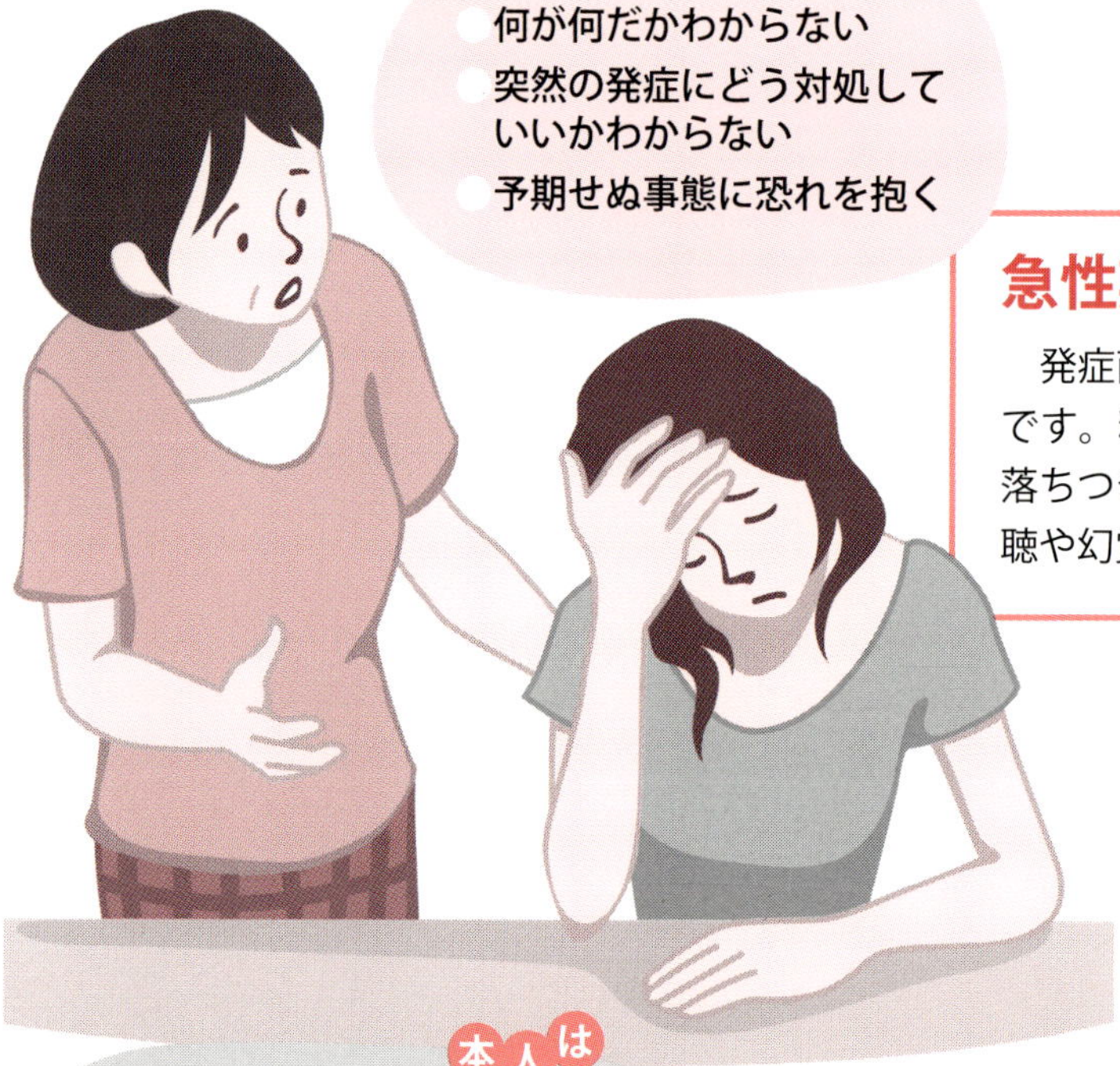

1 急性期

発症直後、神経の興奮が激しい時期です。精神的に興奮しやすかったり、落ちつきなく動き回ったりします。幻聴や幻覚、妄想などの症状が現れます。

本人は

- 幻覚や妄想に悩まされる
- 否定的な内容の妄想が多く、強い不安にさいなまれる
- 周囲が症状を理解せず、孤独を感じる

多くの場合、発症の前に不眠などの前兆がある。周囲の人は「なんとなくおかしい」と思っていたところ発症し、うろたえてしまうことがほとんど

2 消耗期

急速にエネルギー不足に陥り、回復には時間がかかります。幻覚や妄想などの症状は治まりますが、元気がまったくなくなってしまいます。

家族は

- もどかしく感じる
- 先行きに不安を感じる
- 元気のない本人にどう接していいかわからない

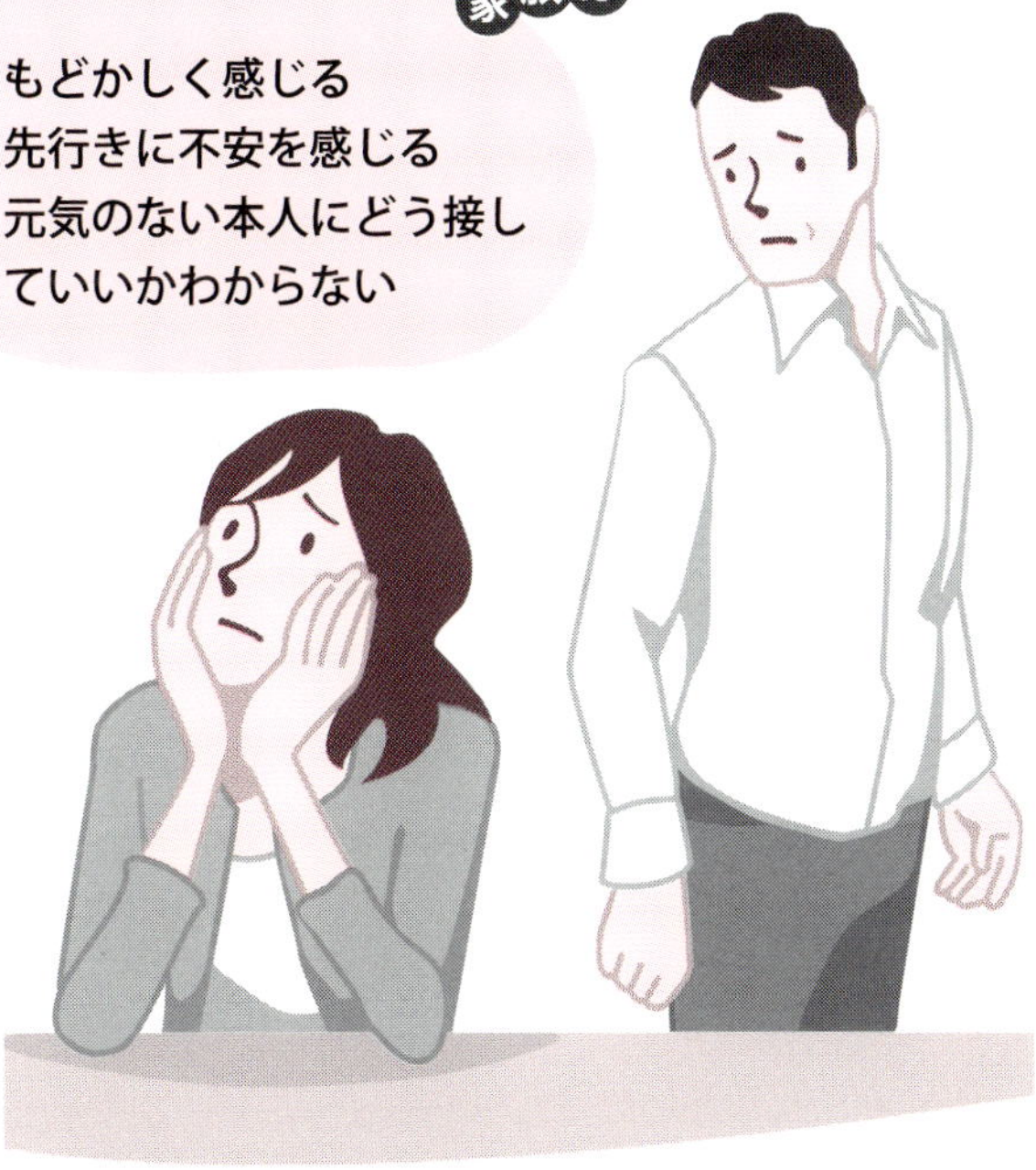

本人は

- つらくて何をする気も起きない
- 何を見ても心が動かない

急性期とはうって変わって沈み込んだ状態になり、周囲が戸惑いを感じることも

3 回復期

ゆっくり体を休めていると、少しずつエネルギーがたまってきて、体や心が動きだします。活動範囲が広がり、できることが増えてきます。

家族は

- 回復のスピードに期待しすぎてしまう
- 思ったより回復が進まないと失望や戸惑いを感じる

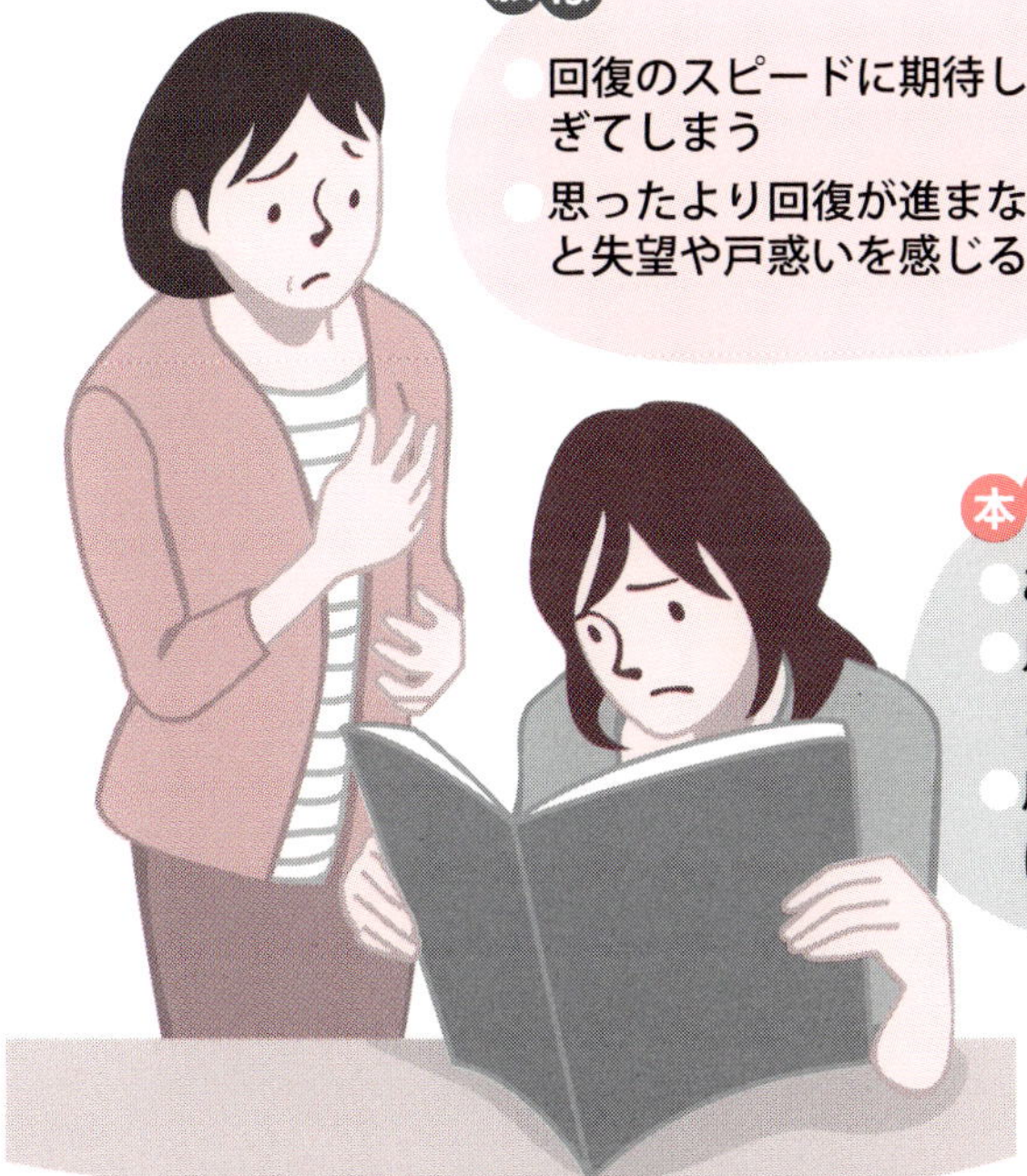

本人は

- あせりが強くなる
- 思うようには回復しないことに腹立たしくなる
- 周囲の期待がプレッシャーになる

回復のペースはとてもゆっくり。それが、本人にも家族にも歯がゆく感じられる

周囲の対応、サポートが回復をあと押しする

統合失調症の治療では、リハビリ、環境、薬の３つが欠かせません。とくに、回復期から復帰にかけては、リハビリに取り組み、環境をととのえることが、その後の生活に大きくかかわってきます。

リハビリ

統合失調症の症状として、集中力や記憶力の低下が起こることがあります。リハビリでは、コミュニケーションのとりかたなどの「ソーシャルスキルトレーニング（ＳＳＴ）」や、ものの見かたや生活のさまざまな場面での対処法を工夫する「認知行動療法」などが中心となります。

環境

本人が過ごす環境は、回復に影響を及ぼします。しかし、周囲の人に病気についての知識がないと、必要以上に緊張したり、不安をつのらせたりしてしまいます。「心理教育」という方法では、病気や障害について学び、おだやかな環境を本人に提供できるようになります。また、リハビリやデイケアなどで家庭以外の居場所をもつことも、本人の安心感につながります。

薬

とくに発症直後には、薬で症状を速やかにコントロールする必要があります。

ただし、薬の量は、徐々に減らしていくのが一般的です。リハビリや環境の整備で、薬を減らしても安定した状態を維持できるようにしていきます。

統合失調症は、幻覚・幻聴・妄想などの特徴的な症状が現れる一方、意欲の減退や集中力の低下、聴覚過敏などの症状が障害として残ることが多い。100人に１人くらいの発症率と言われている

統合失調症の症状や治療などについて詳しく知りたい方は、
健康ライブラリーイラスト版『統合失調症』（伊藤順一郎監修）をご覧ください。

1 統合失調症とともに歩む

Aさんのケース

統合失調症を発症してから症状が落ちつくまでの経過、家族の対応や、家でできることなどを、実際のケースをとおして見ていきます。

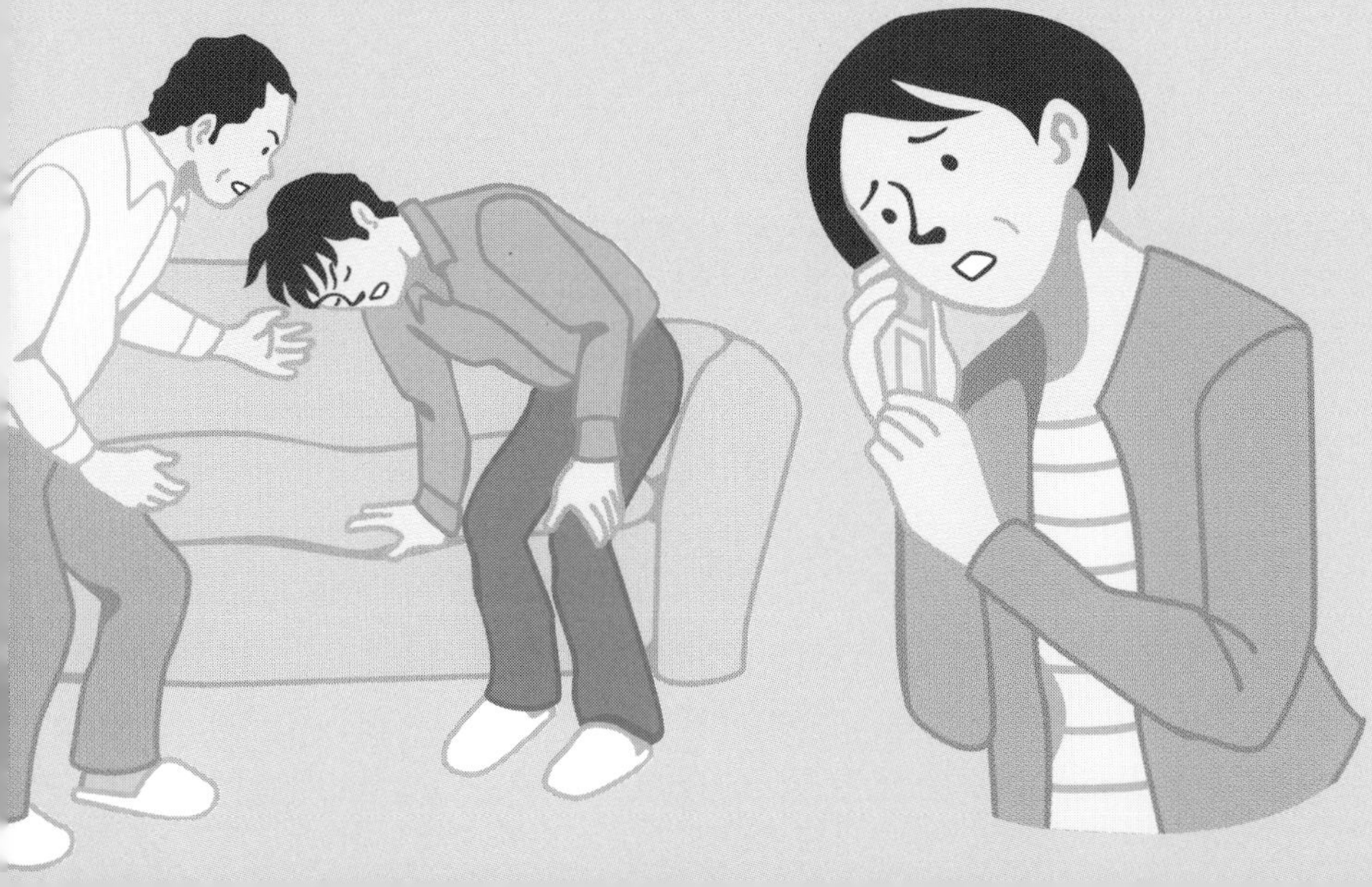

再発をのりこえて、就職・結婚したAさん

ここでは、25歳で統合失調症を発症したAさんの治療、再発を経て寛解《かんかい》（症状が落ちつき、生活に支障がなくなる状態）にいたるまでの経過を、Aさんのお母さんの話をもとに紹介します。

25歳のときに発症

息子（Aさん）が統合失調症を発症したのは、二五歳のときでした。ある日突然「自分はねらわれている」と言い出し、家に閉じこもるようになったのです。

そのころ、職場でトラブルがあり、いじめなどの悩みを抱えていました。そのストレスも、発症の要因だったかもしれません。

私は、幻聴や妄想などが統合失調症の症状だ、という程度の知識はあったので、ためらうことなくすぐに精神科を受診させることができました。

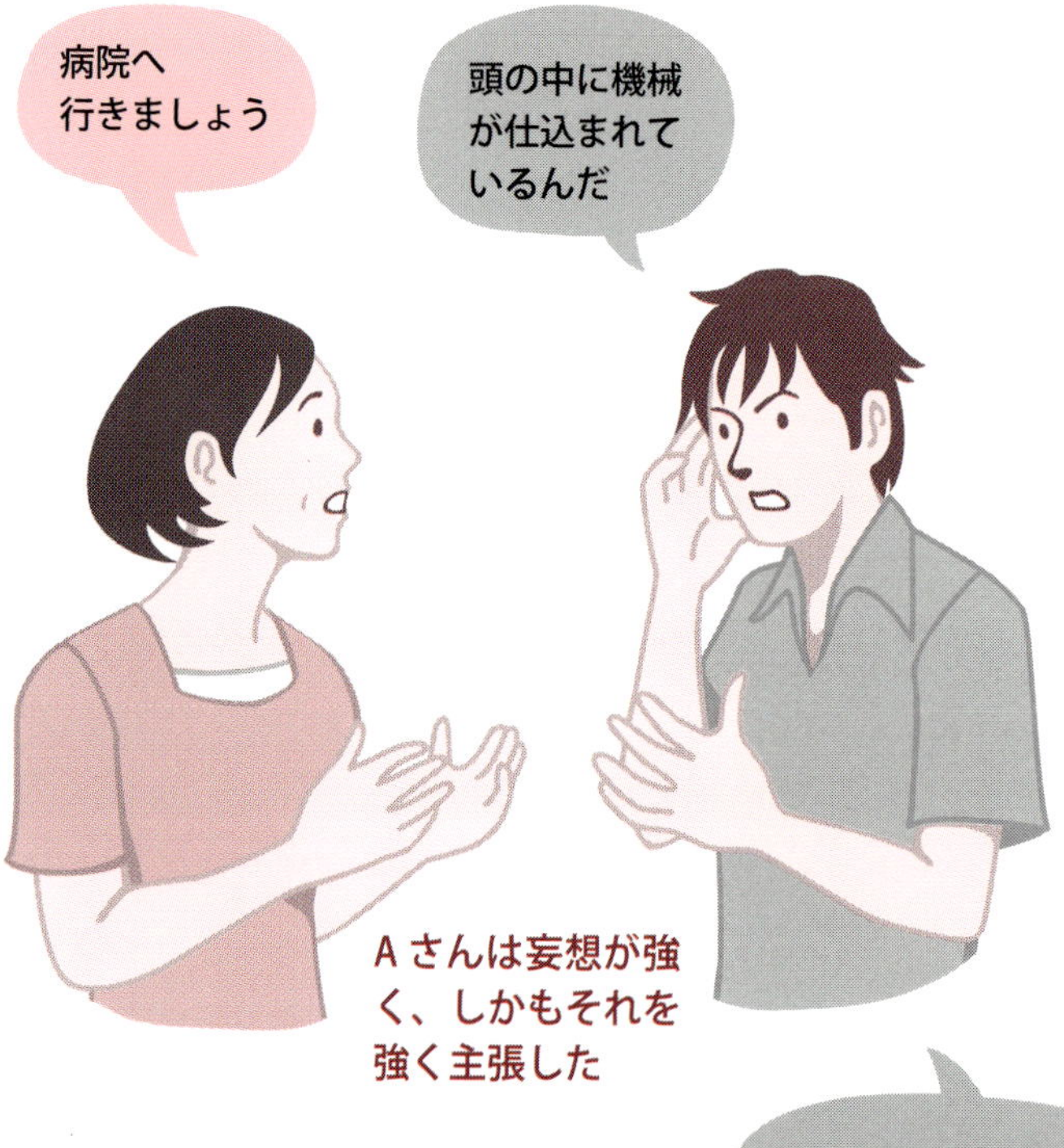

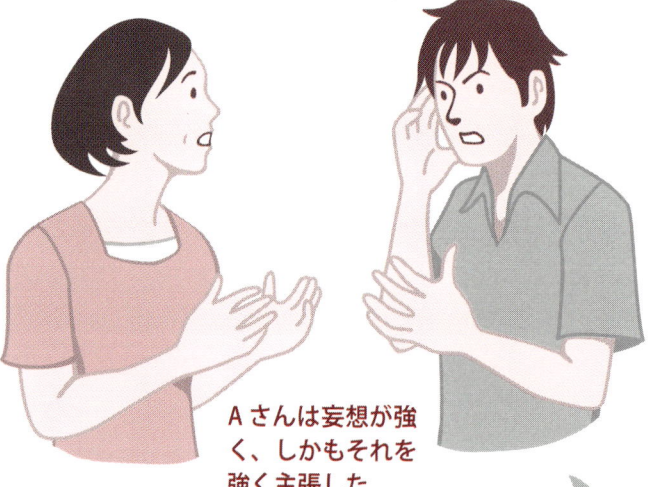

病院へ行きましょう
頭の中に機械が仕込まれているんだ
Aさんは妄想が強く、しかもそれを強く主張した

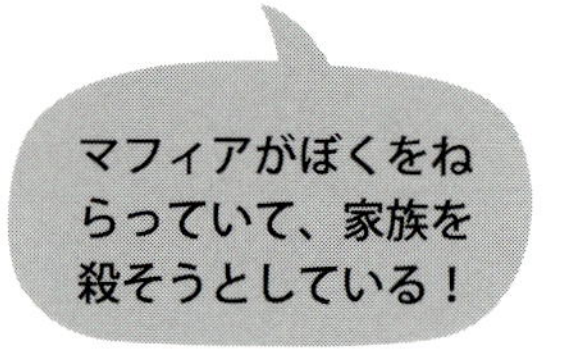

マフィアがぼくをねらっていて、家族を殺そうとしている！

すぐに精神科での治療を受けるが……

なかなか薬をのもうとしない

しかし、精神科には行ったものの、息子には自分が病気だという自覚がありませんでした。「病気なんかじゃない、だから薬なんか必要ない」と言い張り、雨戸を閉めきって目張りまでして、部屋の中でひたすら妄想に耐えていたのです。

今から考えれば、入院させるべきだったと思います。けれども、ほんとうにつらいときだけは自分で薬をのみましたし、暴力などの問題もなかったため、結局、私が病院に行って薬だけをもらってくるという状態で、時間だけが過ぎてしまいました。

最初のころは、私も夫も適切な対応のしかたなど知りませんでした。妄想を訴える息子に、わざと明るく笑い飛ばしてみせたり、理屈で説得を試みていました。これも、本人にはつらいことだったと思います。

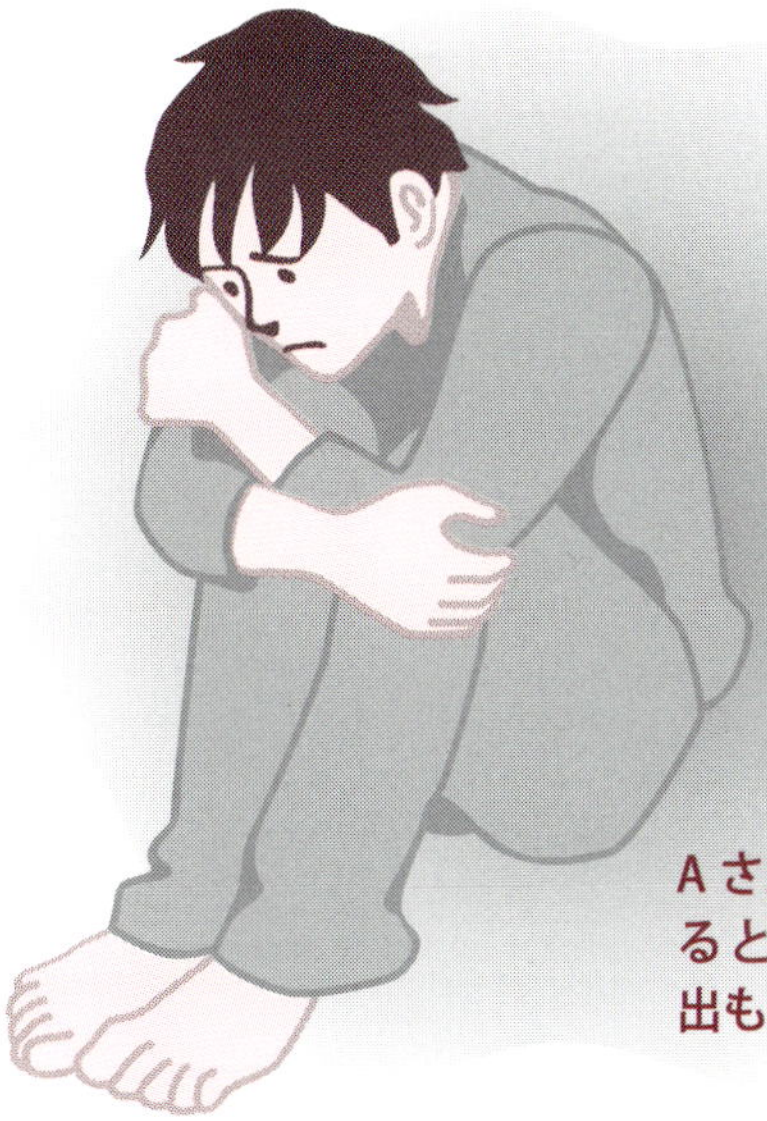

Aさんは、ねらわれているという妄想から、外出もできない状態だった

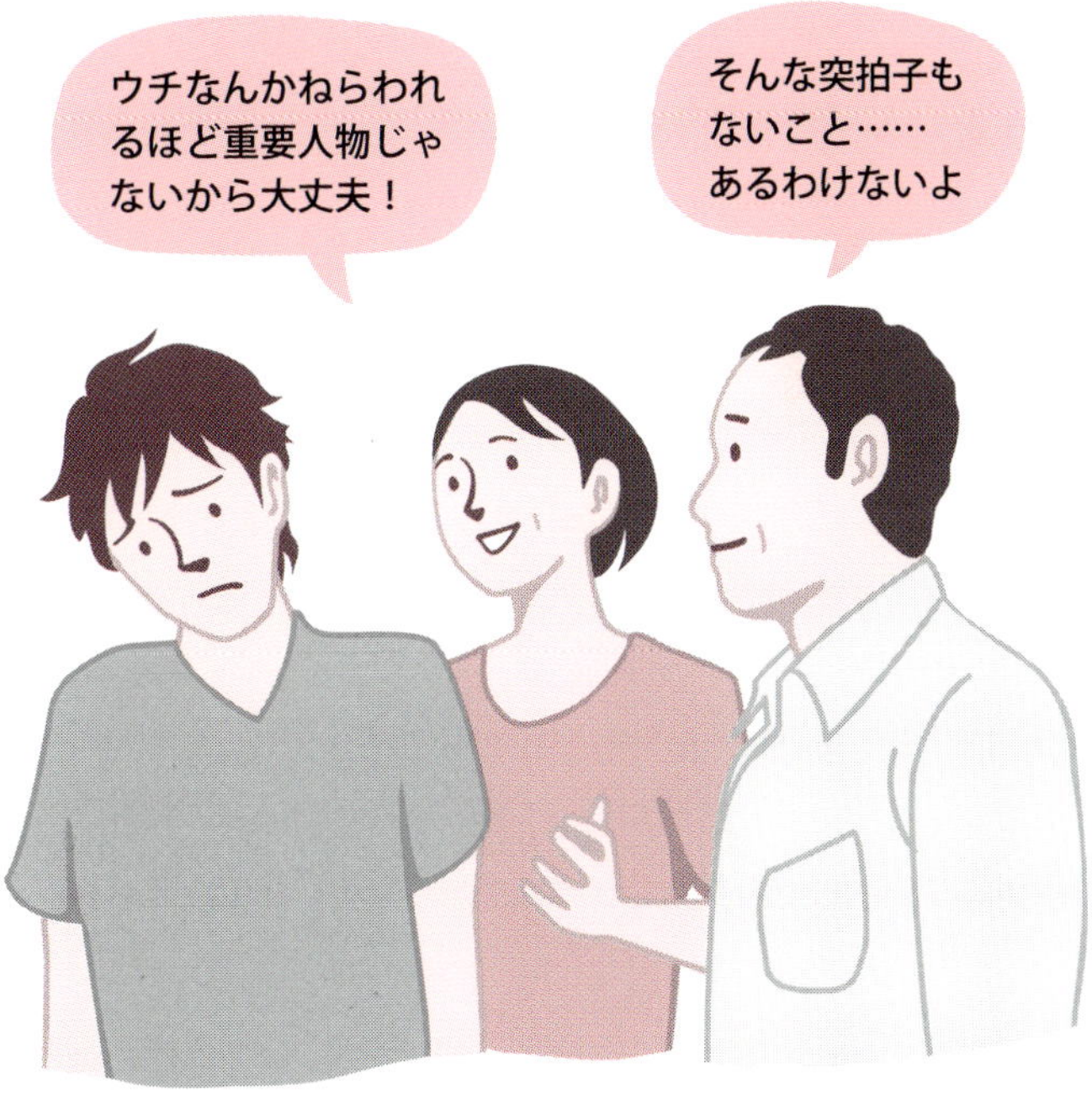
ウチなんかねらわれるほど重要人物じゃないから大丈夫！
そんな突拍子もないこと……あるわけないよ

はかばかしくないまま時間が過ぎていった

家族会で対応のしかたを学ぶ

発症から半年ほどたったころ、夫がインターネットで「家族会」を見つけ、夫婦で参加しました。

家族会では、病気や薬、対応のしかた、読んだほうがよい本など、いろいろな情報が得られました。

日常のこまごまとした悩みを、同じような経験をもつ人に相談することもでき、私たちは徐々に息子に適切に対応できるようになりました。

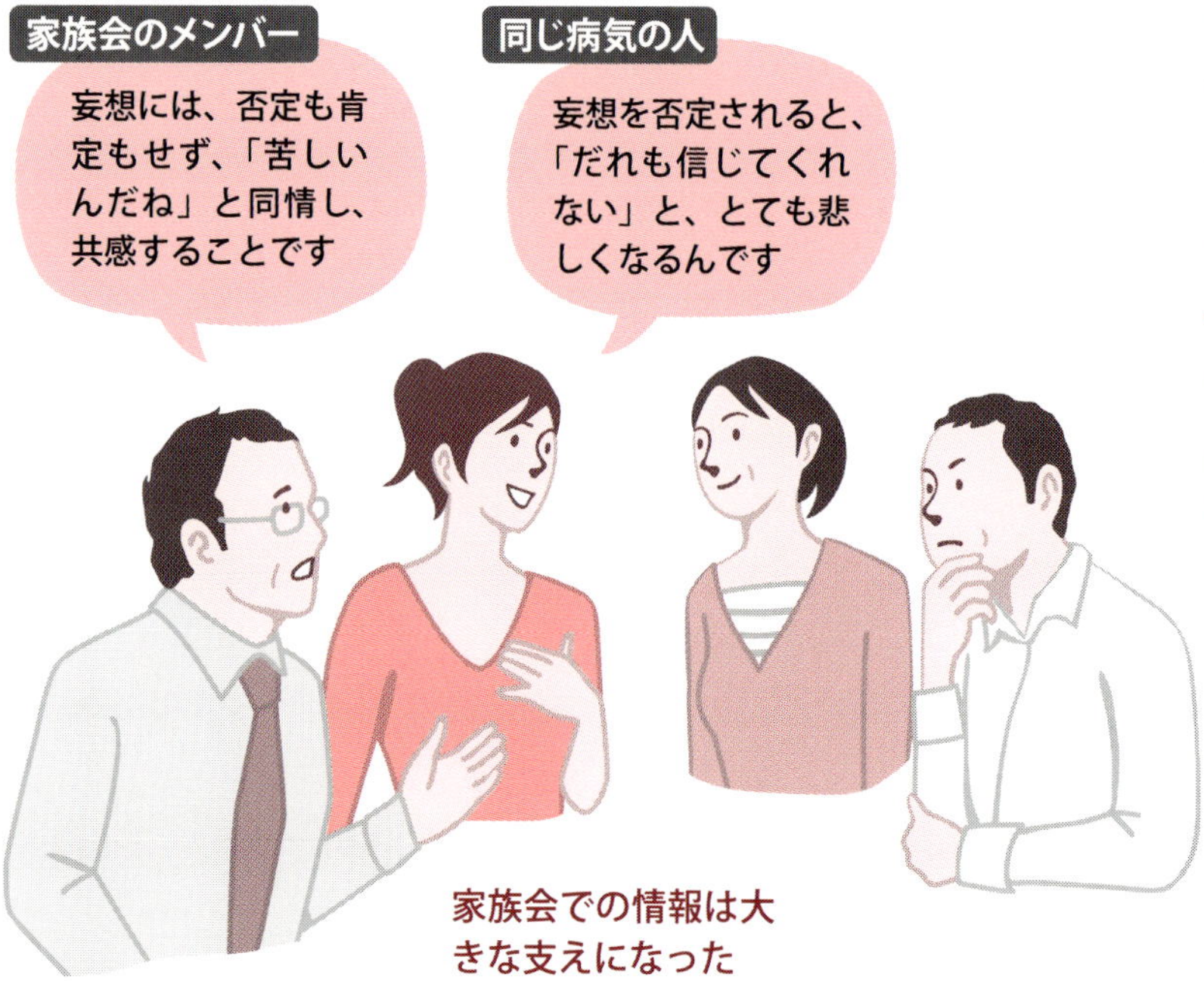
家族会のメンバー
妄想には、否定も肯定もせず、「苦しいんだね」と同情し、共感することです
同じ病気の人
妄想を否定されると、「だれも信じてくれない」と、とても悲しくなるんです
家族会での情報は大きな支えになった

薬をきちんとのみ始める

家族会や本で病気について学んだおかげで、私たちは薬の大切さを理解していましたが、息子に薬を継続してのませることはなかなかできませんでした。

しかし、三年たったころ、医師と夫がねばり強く説得した結果、息子は規則正しく薬をのみ始めたのです。まだ症状は続いていましたが、このことは本当にうれしく思いました。

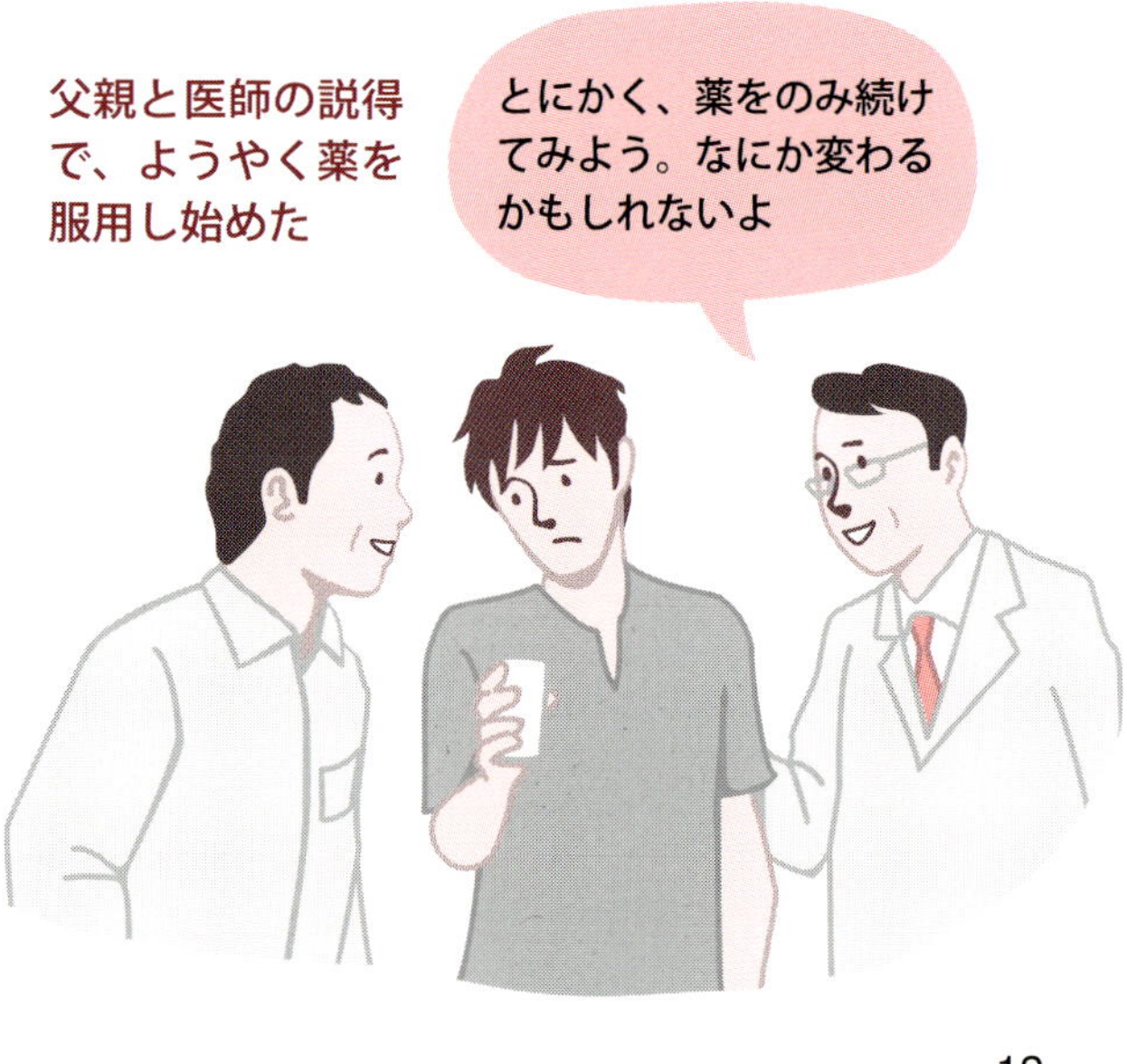
父親と医師の説得で、ようやく薬を服用し始めた
とにかく、薬をのみ続けてみよう。なにか変わるかもしれないよ

副作用が現れる

しかし、薬を規則正しくのみ始めると、手足がムズムズするなどの副作用が現れてしまいました。薬をやめてしまうかと心配しましたが、息子は足踏みしたり、部屋の中を歩き回ってしのぎ、がまんして服用を続けました。

私は、息子が発症してからも仕事を続けていたため、朝に昼食と夕食をつくって出かけ、夜遅くまで帰れないという生活パターンでした。夫が家にいるときは安心できるのですが、夫が不在の日は、心配で心配でしかたのない状態でした。「どうか無事に生きていて……」と祈りながら夜道を帰宅したことは、忘れることができません。

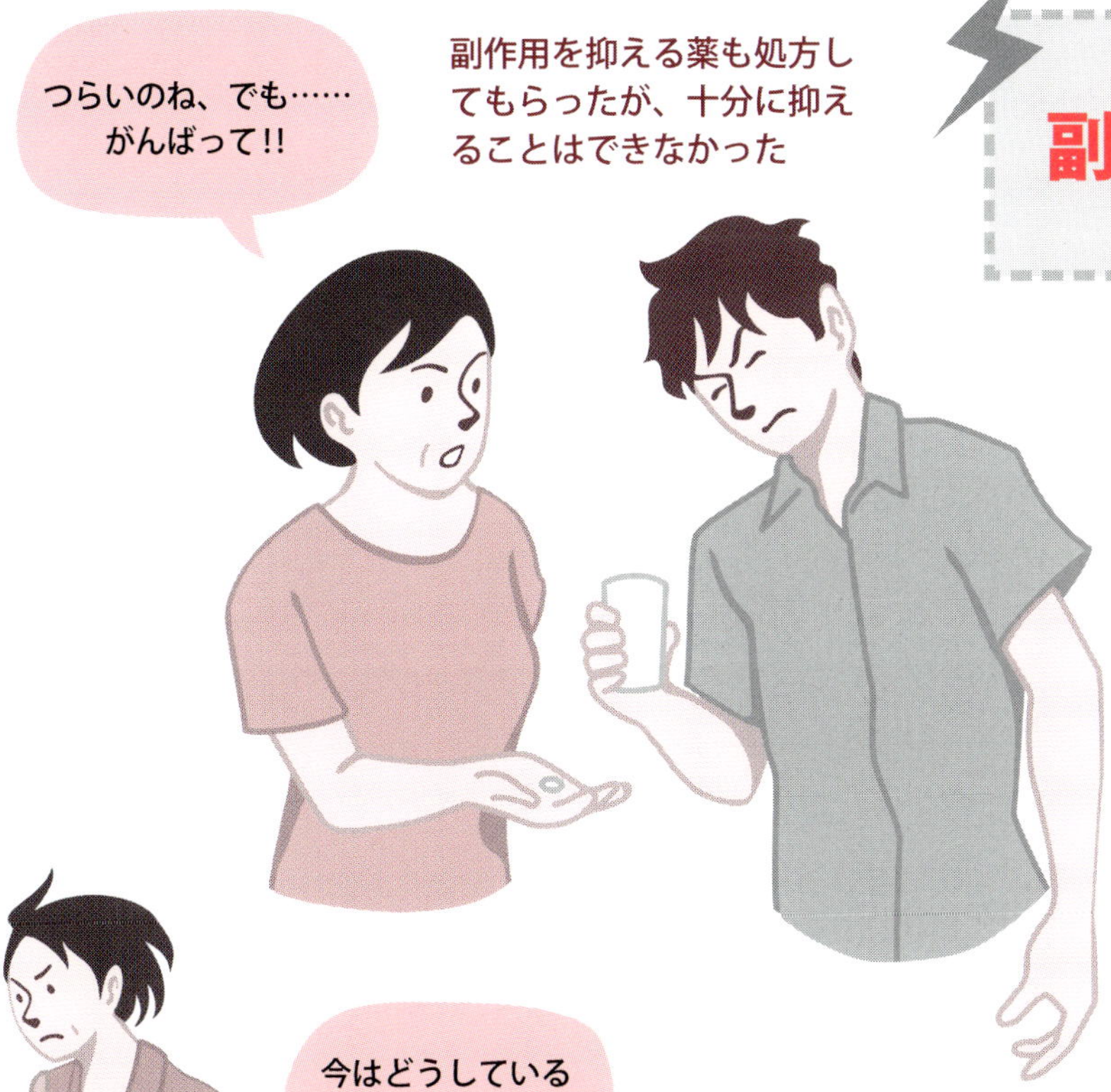
つらいのね、でも……
がんばって!!

副作用を抑える薬も処方してもらったが、十分に抑えることはできなかった

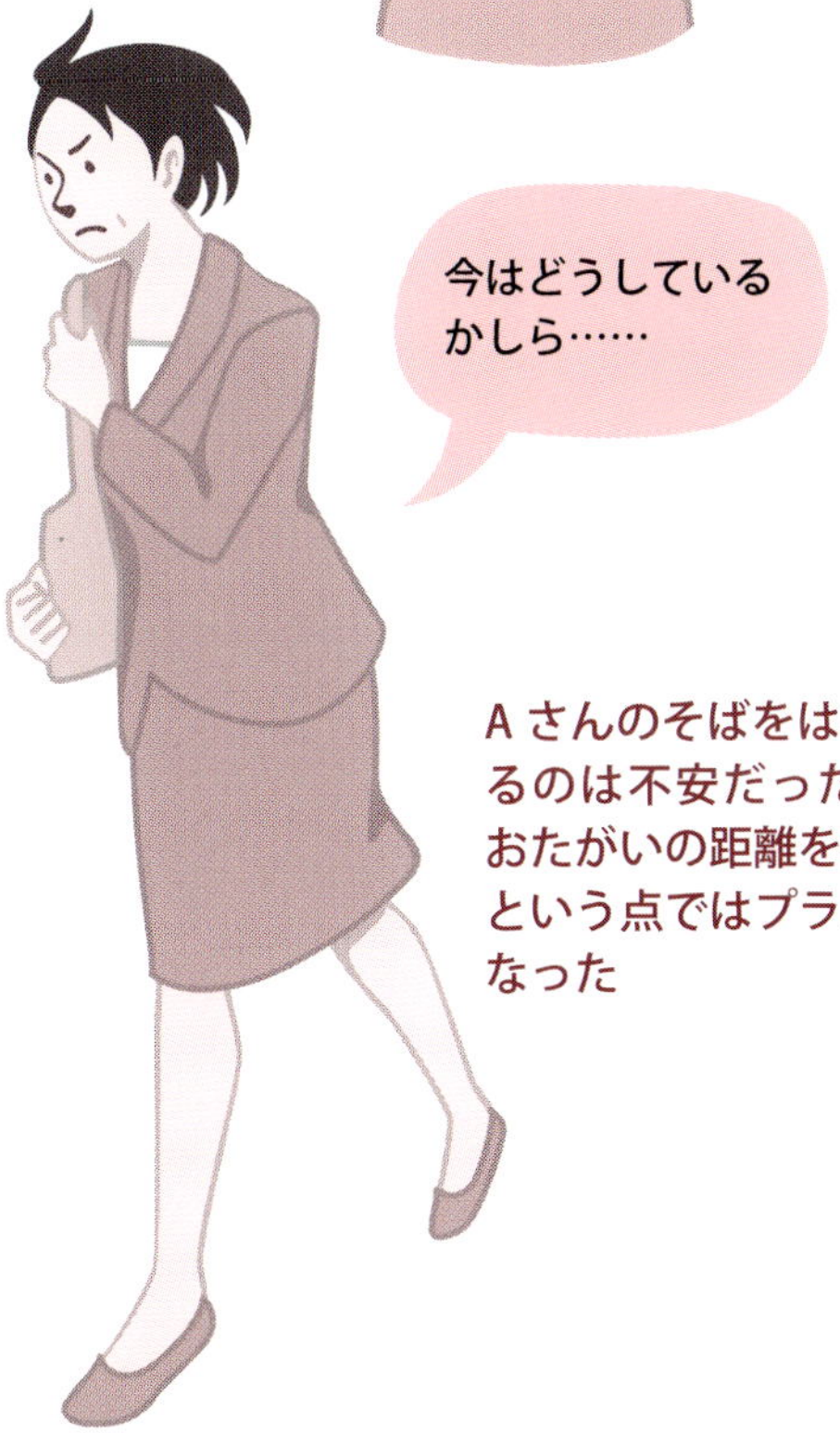
今はどうしている
かしら……

A さんのそばをはなれるのは不安だったが、おたがいの距離を保つという点ではプラスになった

薬をのみ始めて9ヵ月……症状が消える

九ヵ月たったころ、薬の効果が現れ、妄想や幻聴の症状が消えました。

それまで、友人から誘いがあっても断ってばかりだった息子が、自分から友人に電話して声をかけるようになりました。

「息子の夜遊びを心から喜べる親なんてめずらしいのよ」などと笑って言えることさえ、うれしい日々でした。

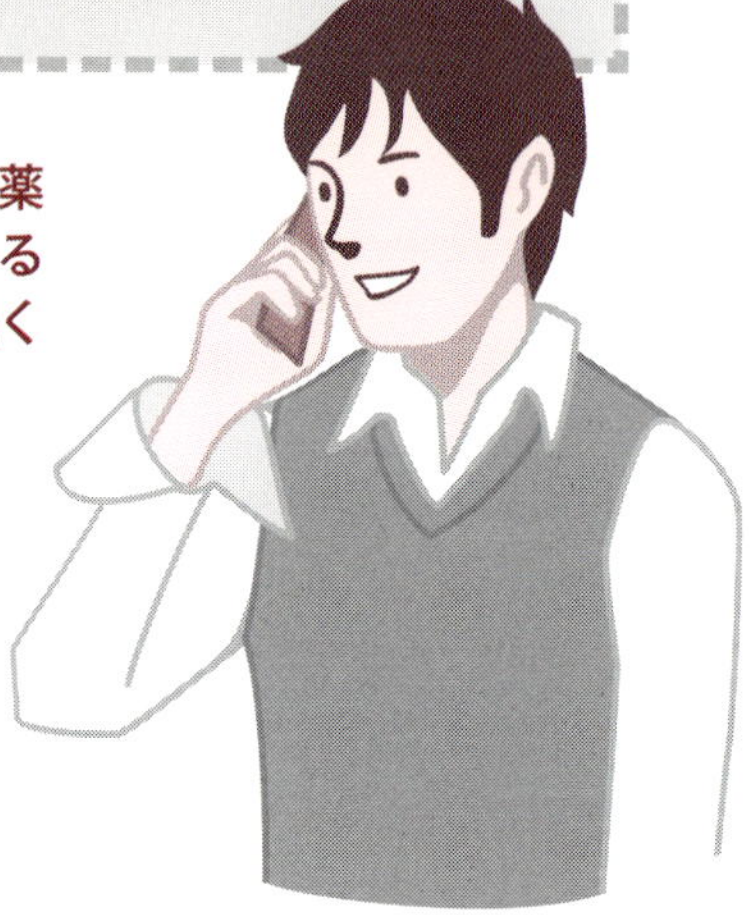

症状が治まって薬を減らし始めると、副作用も軽くなってきた

自宅で休養しながら、就職活動する

症状が消えてからしばらくすると、息子はインターネットなどを使って就職活動を始めました。

就職の際に、病気について明らかにするかどうかは迷うところでした。しかし、息子の様子を見ていて、私は病気のことを言わなくても大丈夫ではないかと思うようになりました。

また、症状が消えるまでの約四年間、何度か息子と障害者手帳の取得などについて話し合いましたが、本人が拒否したため手帳は取得していませんでした。結局、病気のことは明らかにしないまま就職活動を続けました。

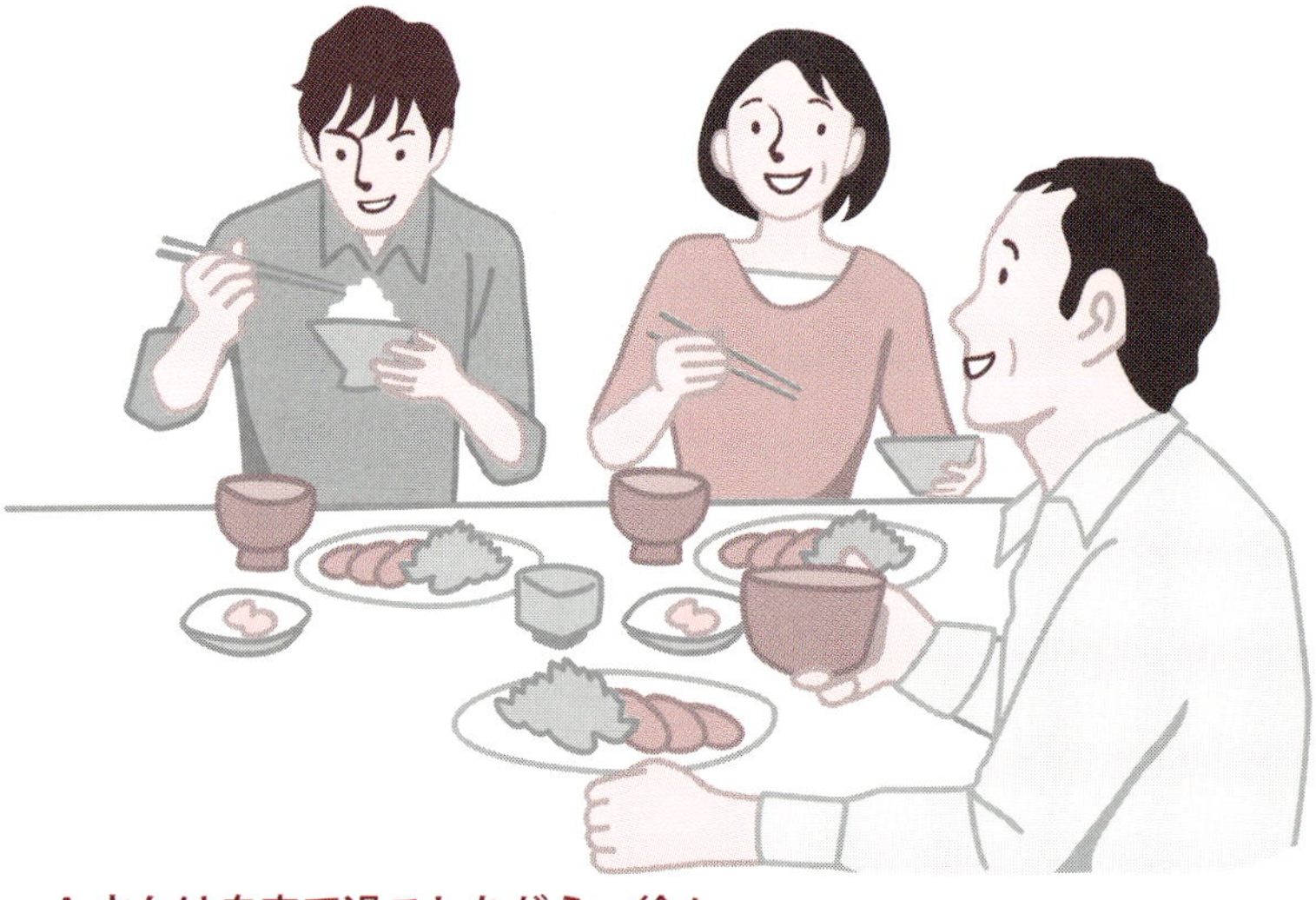

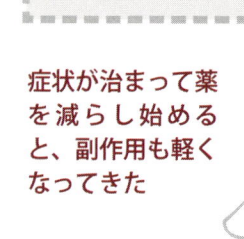

Aさんは自宅で過ごしながら、徐々に薬を減らしていた。順調な回復ぶりに、家族はみんな安心していた

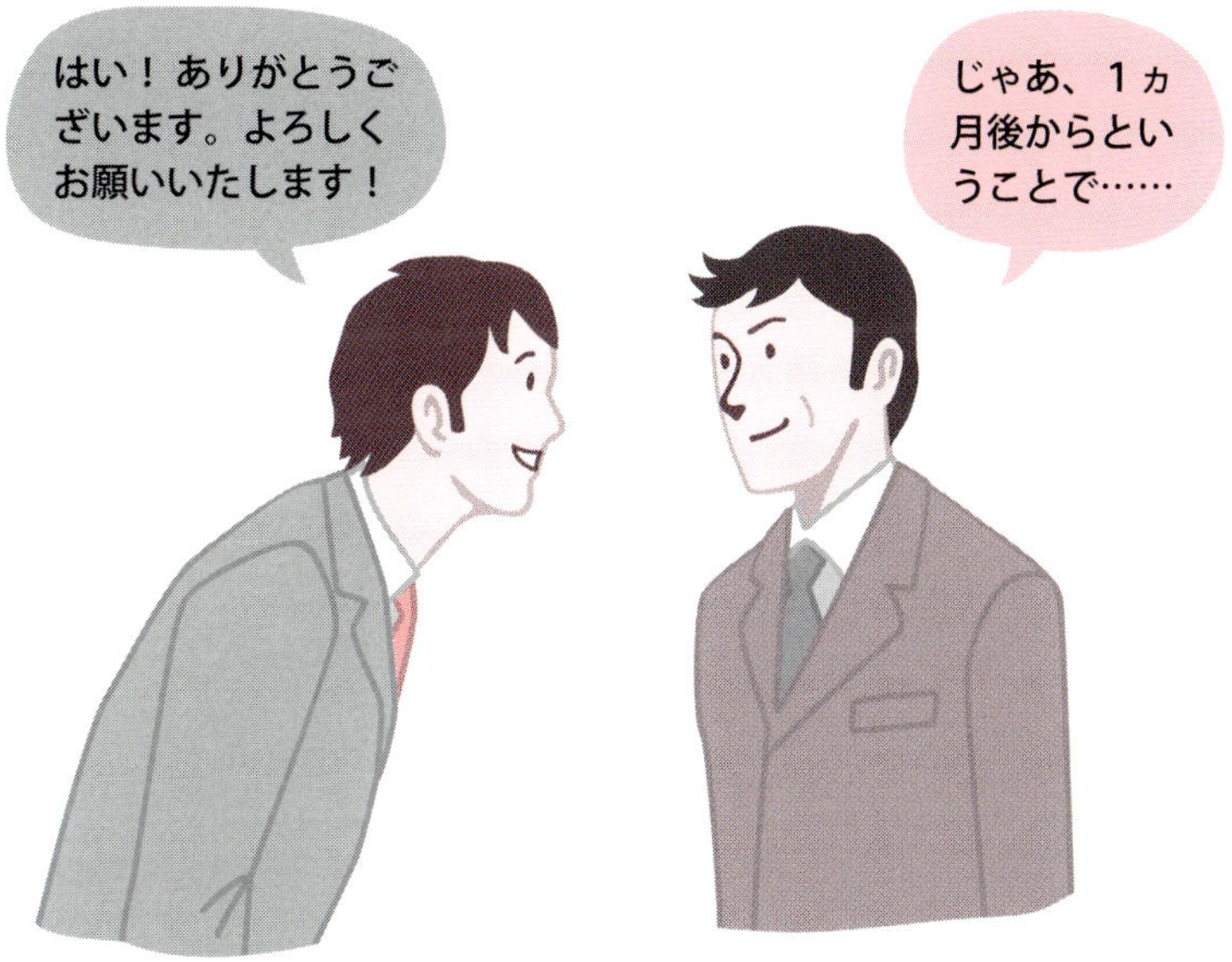
じゃあ、1ヵ月後からということで……
はい！ありがとうございます。よろしくお願いいたします！

就職内定をとる

家族が何を言わなくても自分から就職活動を始められたのは、発症前に働いていた経験があったためではないかと思います。

数ヵ月間就職活動を続け、息子は内定を得ることができました。

再発

ところが、初出勤の三日前、息子は会社に電話して、就職を辞退してしまったのです。おどろく家族に、「あの会社はあやしい。自分のことを知りすぎているので断った」と言い出したので、再発に気づきました。

すぐに医師に連絡をとり、再び薬を増量することになりました。薬はずっと服用していたのですが、就職のストレスが大きかったのかもしれません。

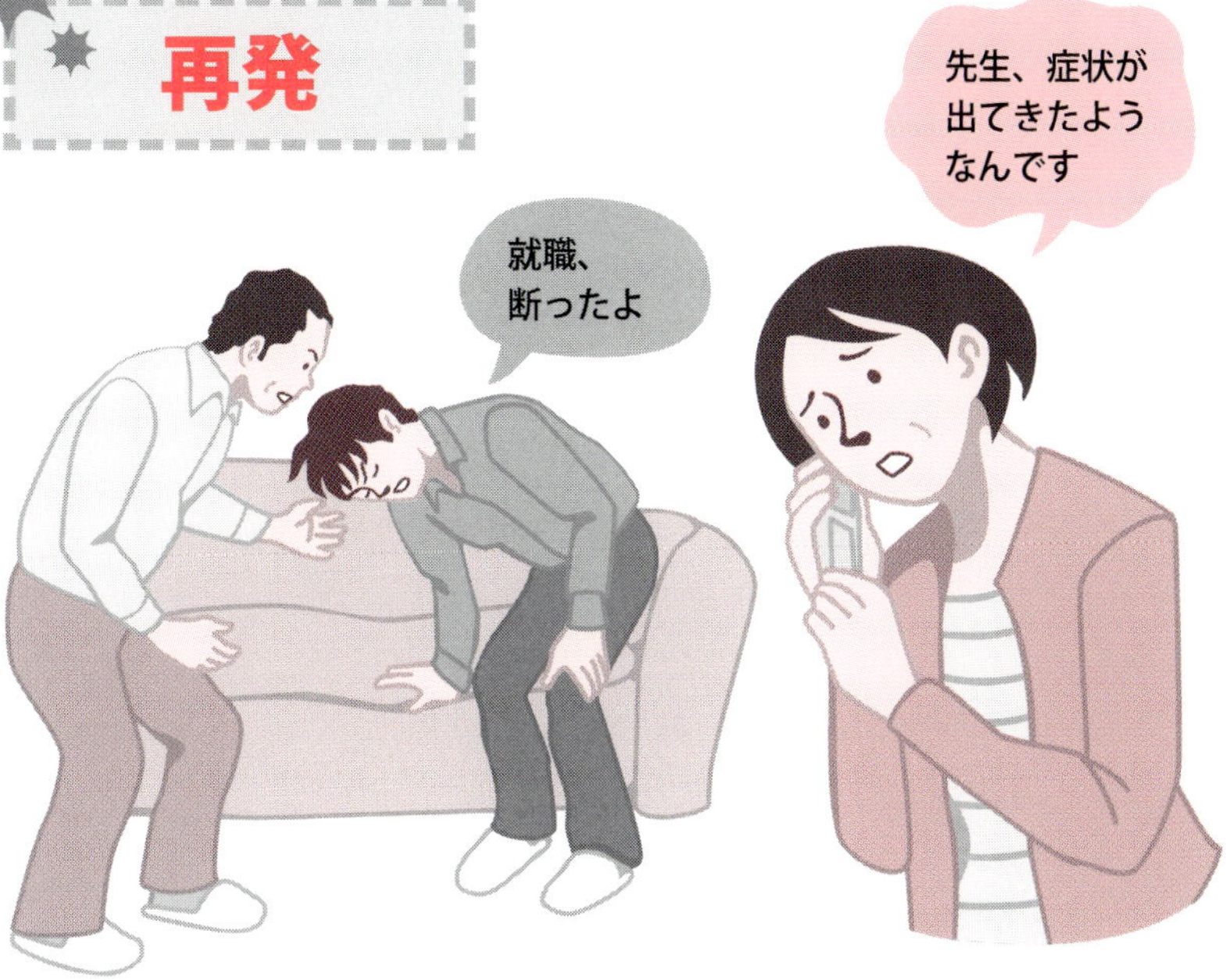
先生、症状が出てきたようなんです
就職、断ったよ

安心していた矢先の再発に、家族のショックは大きかった

再び自宅で療養、ゆっくりと薬を減らしていく

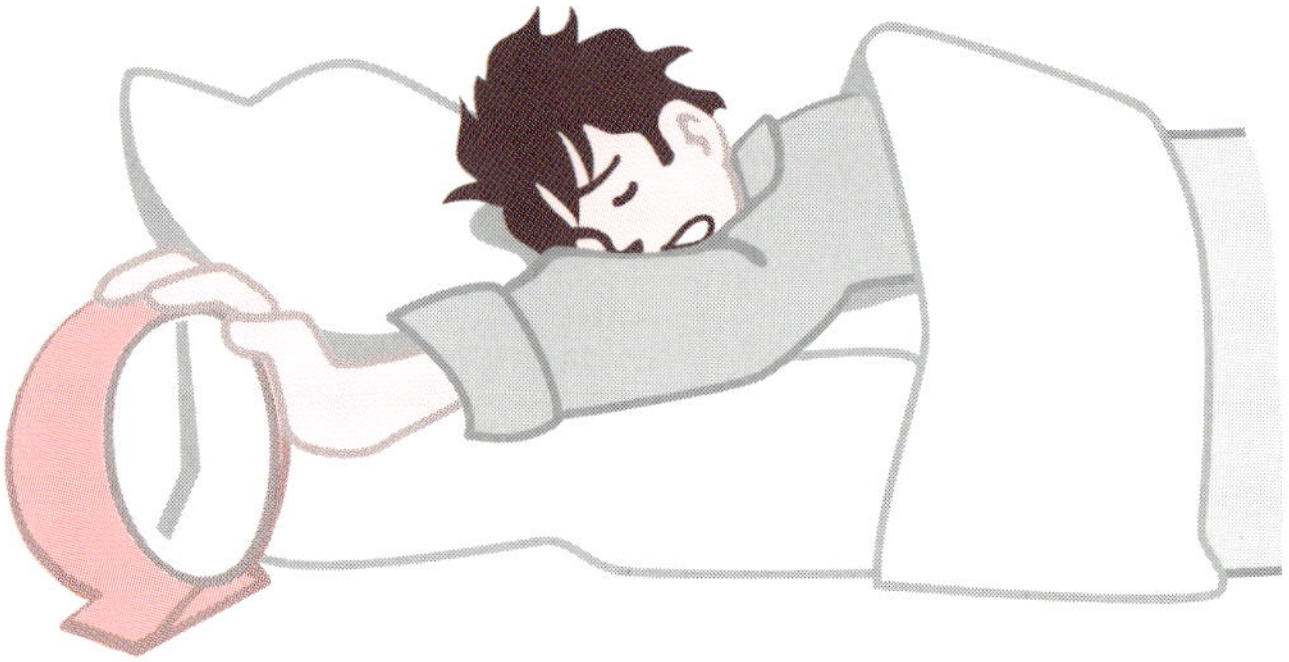

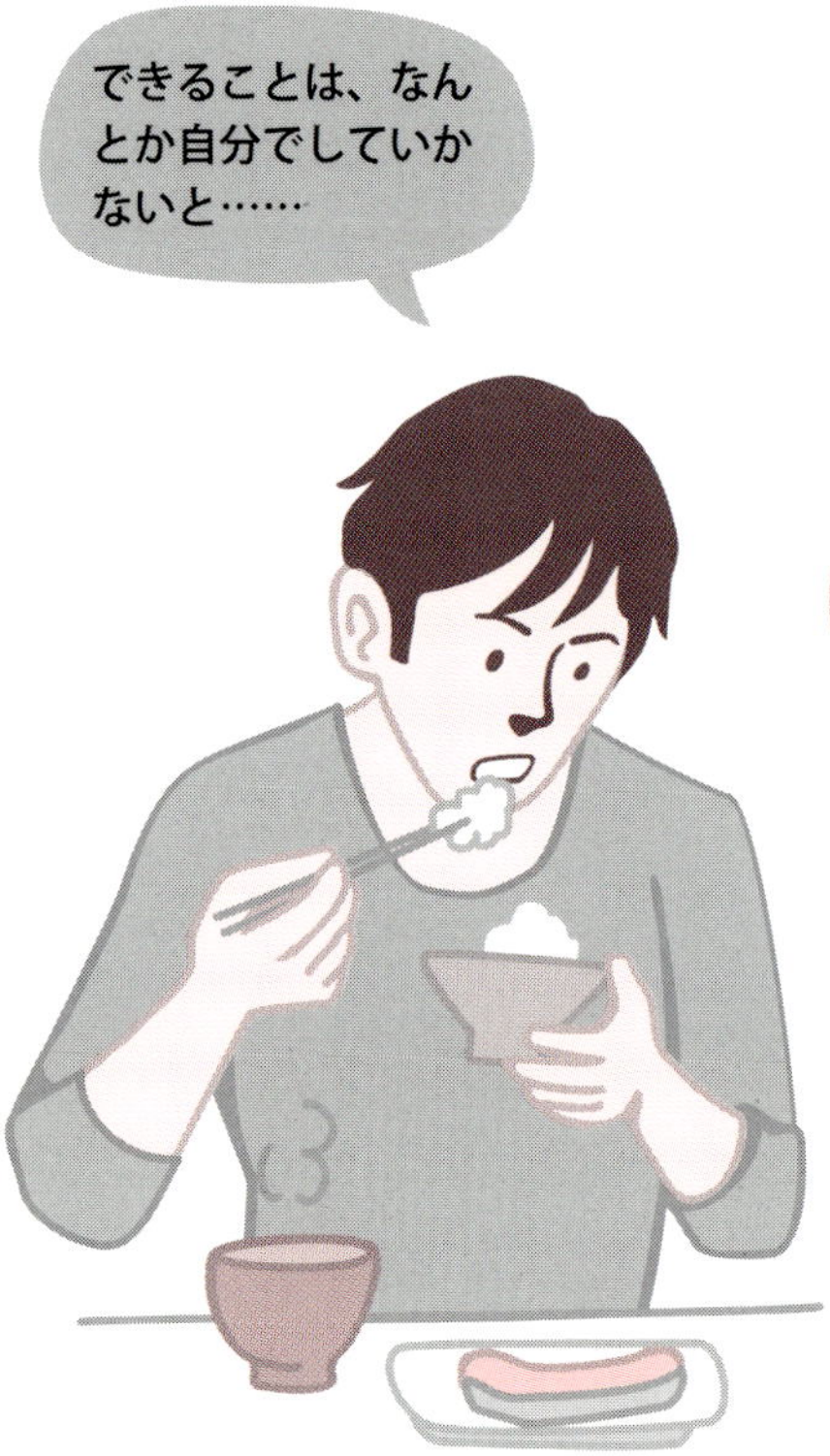
できることは、なんとか自分でしていかないと……

睡眠時間が長くなっていたが、早寝遅起きでがんばっていた

息子は再び薬を増やし、自宅での療養生活に入りましたが、前回にくらべ、通院がスムーズだったのは大きな助けでした。そのためか、このときは三ヵ月で症状が治まりました。このとき初めて、病気と薬について、くわしく息子と話し合いました。本人は就職を望んでいたので、就職してからも薬をのみ続けること、休みをしっかりとることが大切だと確認しました。

本人は、生活が極端に乱れないように、日中は起きて、夜に寝ることを心がけていました。食事は私が用意していましたが、それを温めたりして仕上げて食べ、あとかたづけもきちんとしていました。

簡単なパソコンの作業などを家族から請け負っておこづかいをつくるなど、自宅でリハビリにも取り組みました。回復してくると、友人と遊ぶ費用をつくるために、インターネットで自分のCDを売ったりもしていたようです。

ネットやパソコンに関連する妄想がなかったこともプラスになった

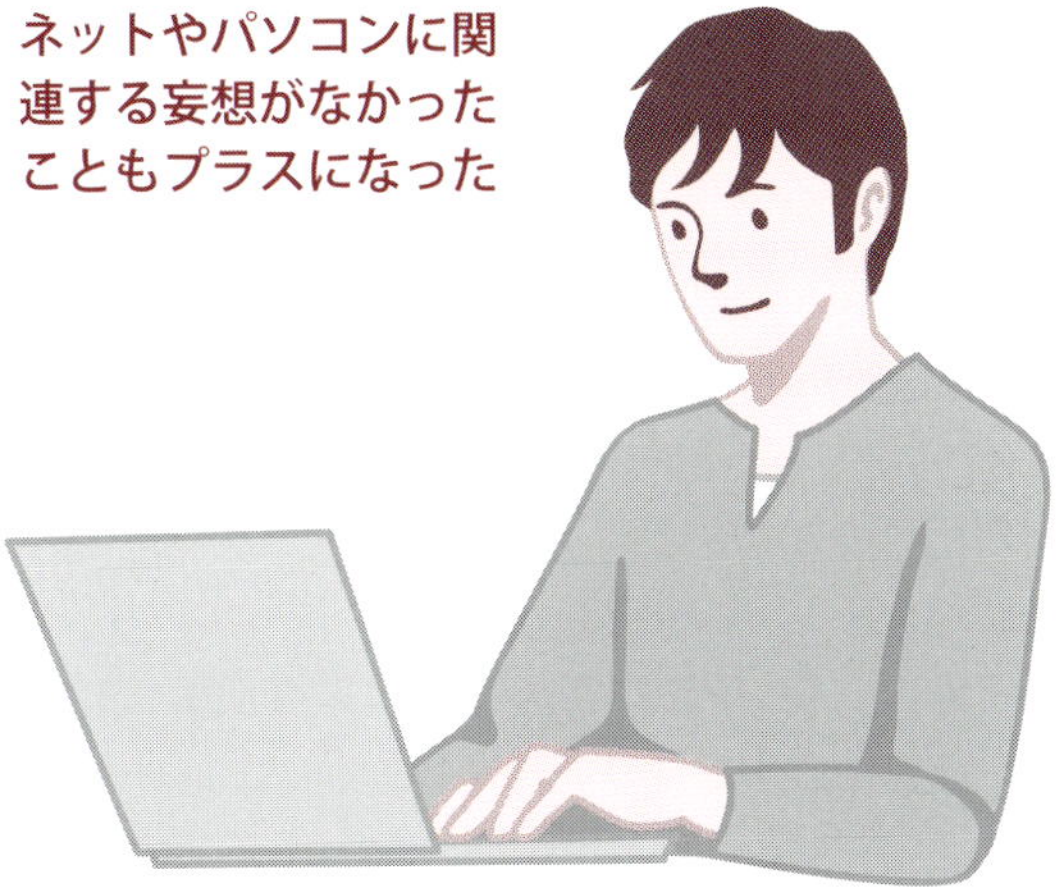

就職

趣味や就職活動でパソコンを活用していた息子は、パソコンでの作業がメインの仕事なら、職場の対人関係にわずらわされることが少なくてよいと考えたようです。

コンピューターの業務が多い仕事を探し、再発から一年半ほどたって、ようやく就職しました。

就職してすぐのころはやはり疲れがひどく、帰宅して、あわただしく食事、入浴をすませると、倒れるように寝ていました。仕事では、ちょっとした苦情にも気持ちが動揺したり対処に苦労したりしたようで、私たちもずいぶん心配しましたが、息子は徐々に仕事に慣れてきて、生活パターンもととのってきました。

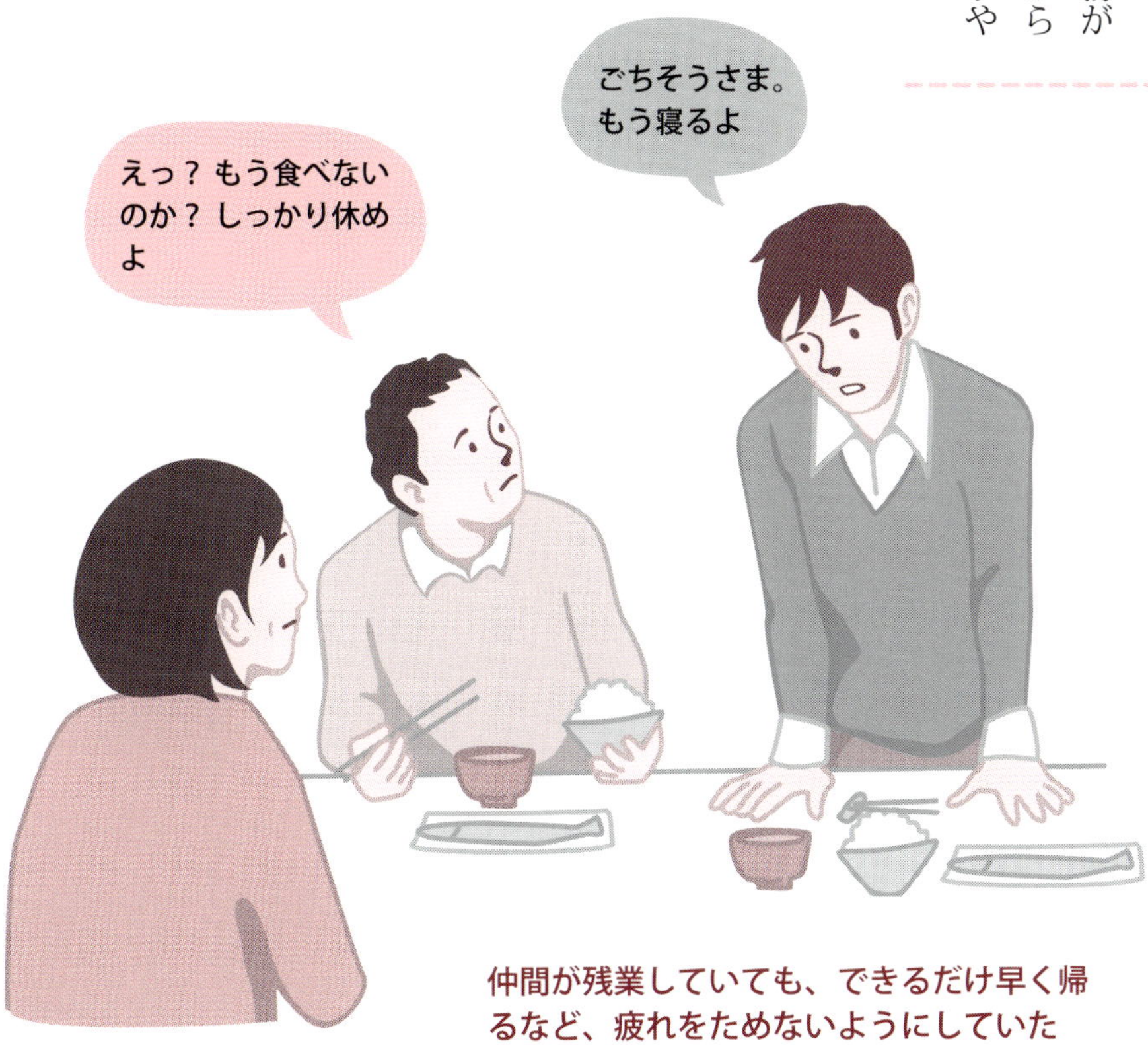
ごちそうさま。もう寝るよ
えっ？ もう食べないのか？ しっかり休めよ

仲間が残業していても、できるだけ早く帰るなど、疲れをためないようにしていた

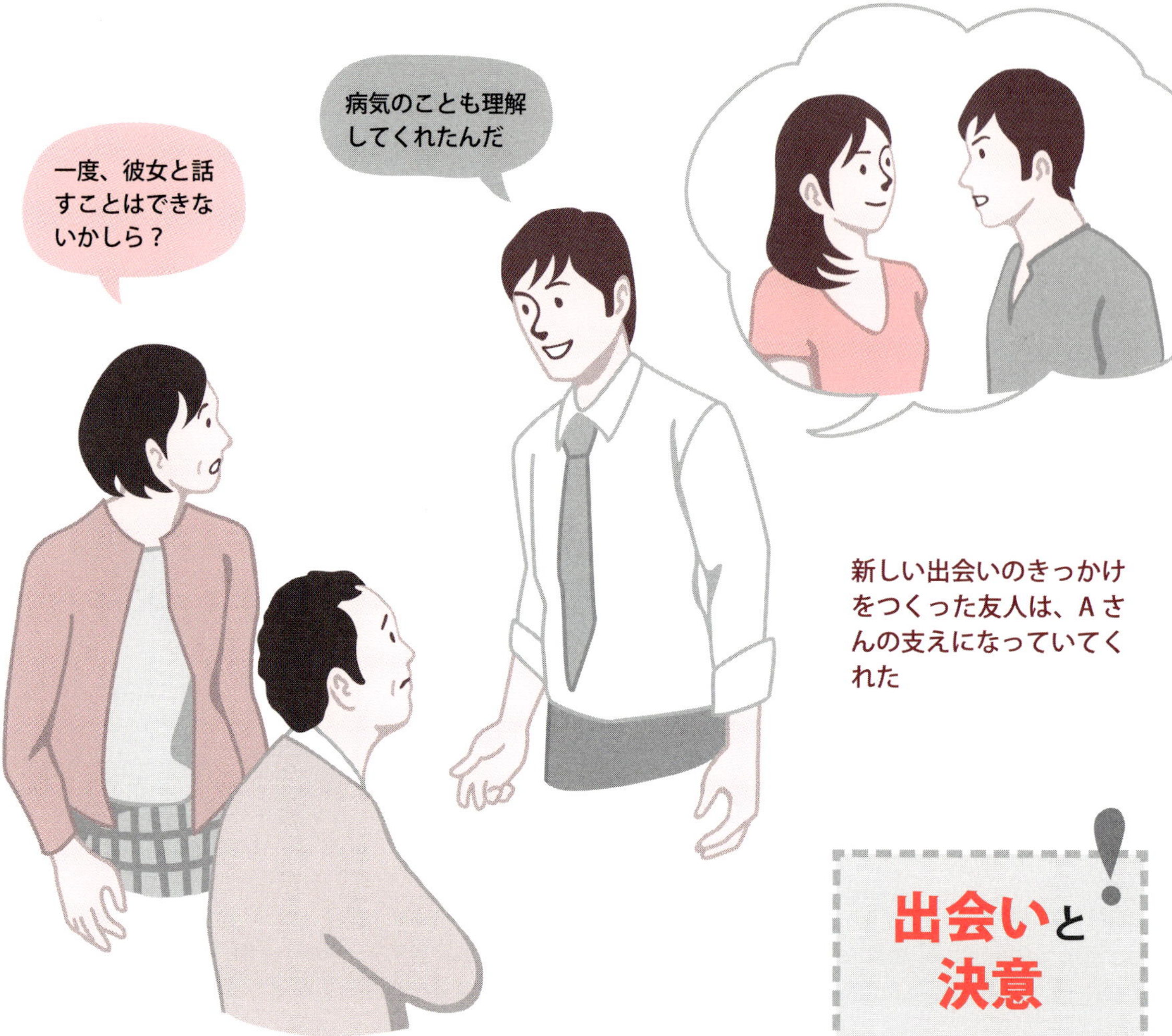
一度、彼女と話すことはできないかしら？
病気のことも理解してくれたんだ

新しい出会いのきっかけをつくった友人は、Ａさんの支えになっていてくれた

出会いと決意

息子が統合失調症を発症してから症状がなくなるまで、約四年間の空白があったにもかかわらず、友人とのつき合いはすぐに再開できました。よい友人に恵まれたことは、息子の大きな助けになりました。

就職後、息子は、友人から紹介された女性とつき合い始めました。彼女との将来を考えた息子は、彼女に自分の病気のことを話し、私と夫に、彼女といっしょに住むことを決めたと告げました。

私たちは悩んだ末に、一度彼女と話すことができないか、息子に相談しました。

私たちが彼女に話をすることで、二人の仲が壊れたら……とも思いましたが、やはりきちんと話しておかなければ、ひとりの女性の人生にかかわる事態を招くと思ったためです。

家族会議を開く

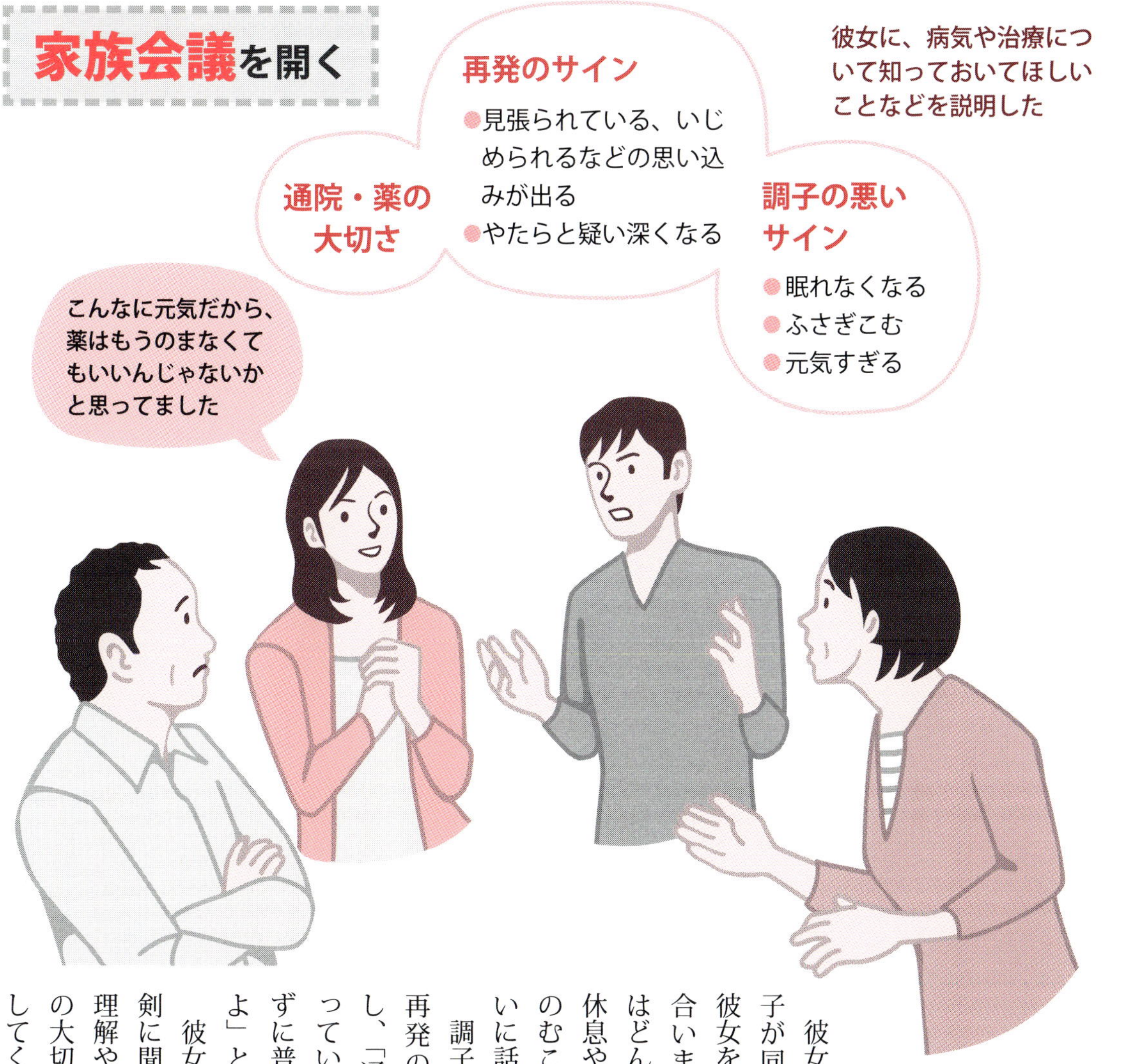
彼女に、病気や治療について知っておいてほしいことなどを説明した
再発のサイン
●見張られている、いじめられるなどの思い込みが出る
●やたらと疑い深くなる
通院・薬の大切さ
調子の悪いサイン
●眠れなくなる
●ふさぎこむ
●元気すぎる
こんなに元気だから、薬はもうのまなくてもいいんじゃないかと思ってました

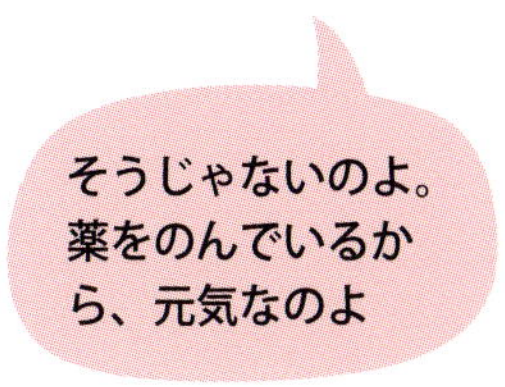
そうじゃないのよ。薬をのんでいるから、元気なのよ

彼女と話し合うことに息子が同意してくれたので、彼女を招き、みんなで話し合いました。「統合失調症はどんな病気か」から始め、休息やストレス対処、薬をのむことの大切さをていねいに話しました。

調子が悪くなったときや再発のサインなどを説明し、「通院と薬の服用を守っていれば、あとは心配せずに普通に暮らしていいのよ」と伝えたのです。

彼女は、私たちの話を真剣に聞いてくれて、周囲の理解や支え、薬をのむことの大切さをしっかりと理解してくれました。

「あのときは、こんなに**幸せになれる**とは思わなかった」

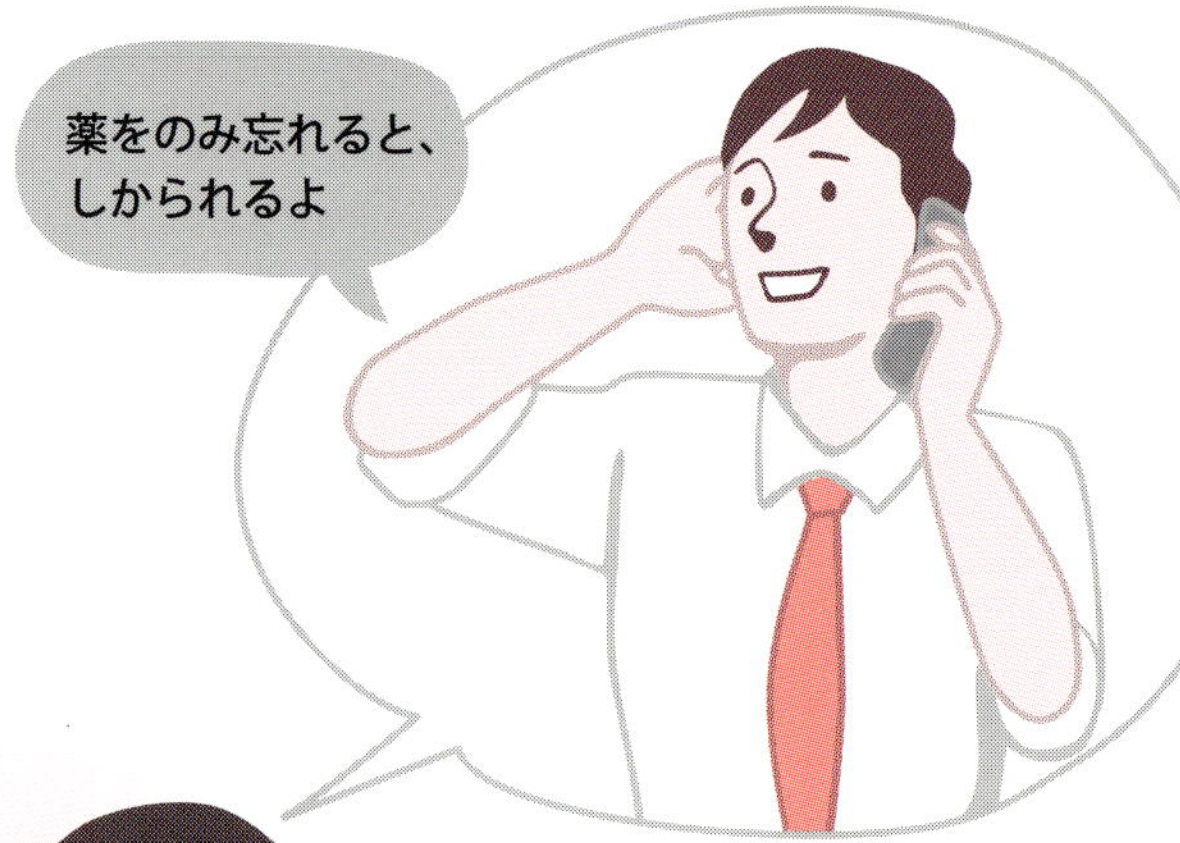

Aさんから受ける日常のささやかな報告も、両親にはうれしいニュース

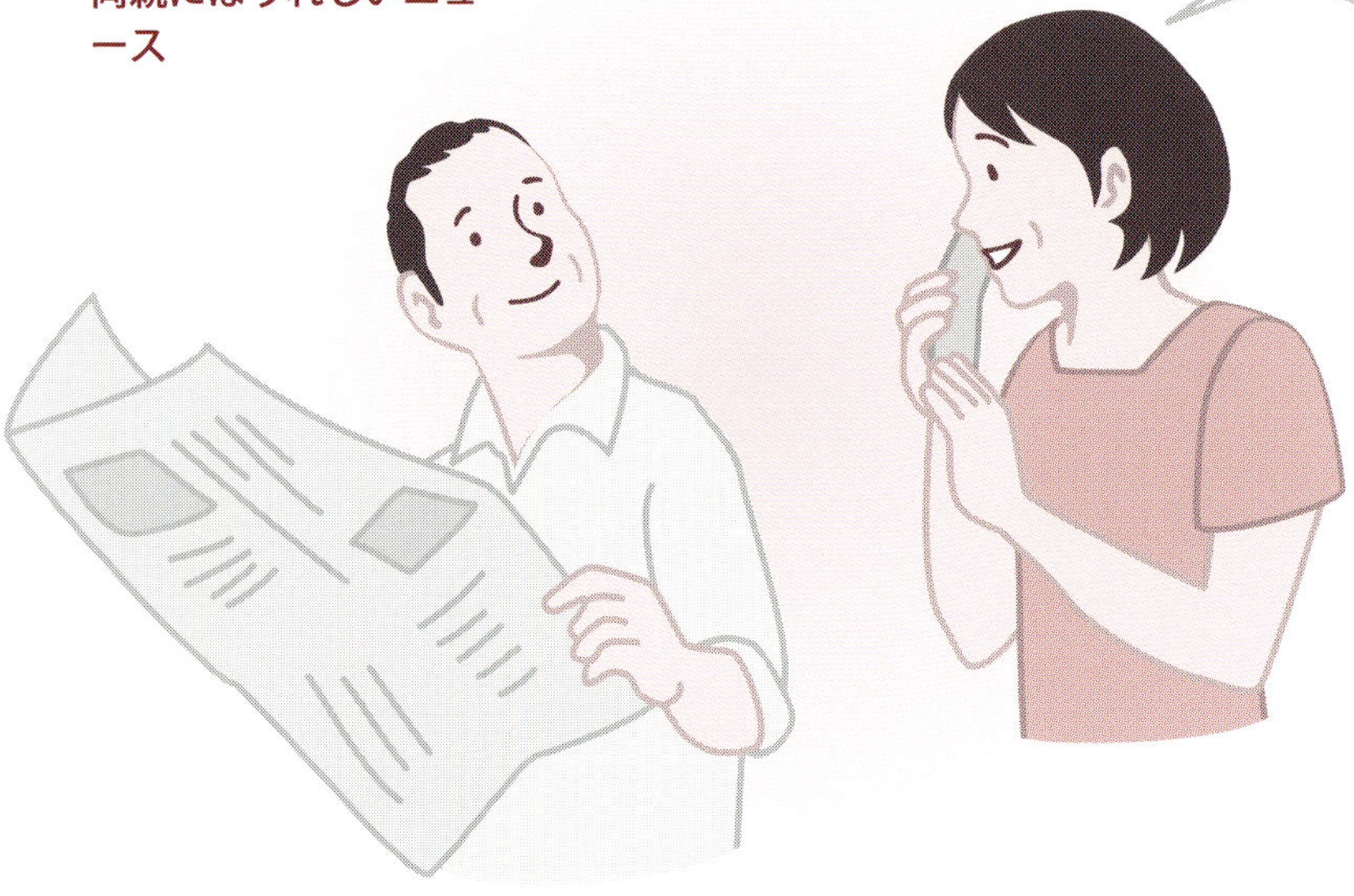

息子は彼女としばらく同居生活をした後、結婚式をあげました。結婚式や新婚旅行など、疲れやストレスの多くなる時期だけ、医師の指導のもとで薬を増やし、何事もなく乗りきることができました。今では、薬をのみ忘れるとしかられるそうです。そんな報告を、うれしく受けとる日が来るとは、以前は想像すらできませんでした。

息子は、断続的とはいえ早い時期から薬をのみ始めてそれ以上の悪化を防げたこと、しかも薬が体に合っていたことなどが回復につながったように思います。また、医師との相性がよかったことも幸いでした。服薬のきっかけとなった医師の説得、多くを学んだ家族会に感謝しています。

息子が口にした「普通に暮らせることがどんなに大切かよくわかった」「あのときは、こんなに幸せになれるとは思わなかった」という言葉は、そのまま私たちの気持ちでもあります。

2 本人のこころ

こんなことで悩んでいる

統合失調症の人は、病気のことや自分の気持ちなど、わかってほしいと思っていることがたくさんあります。本人の気持ちがわかると、対応のしかたが見えてくることもあります。

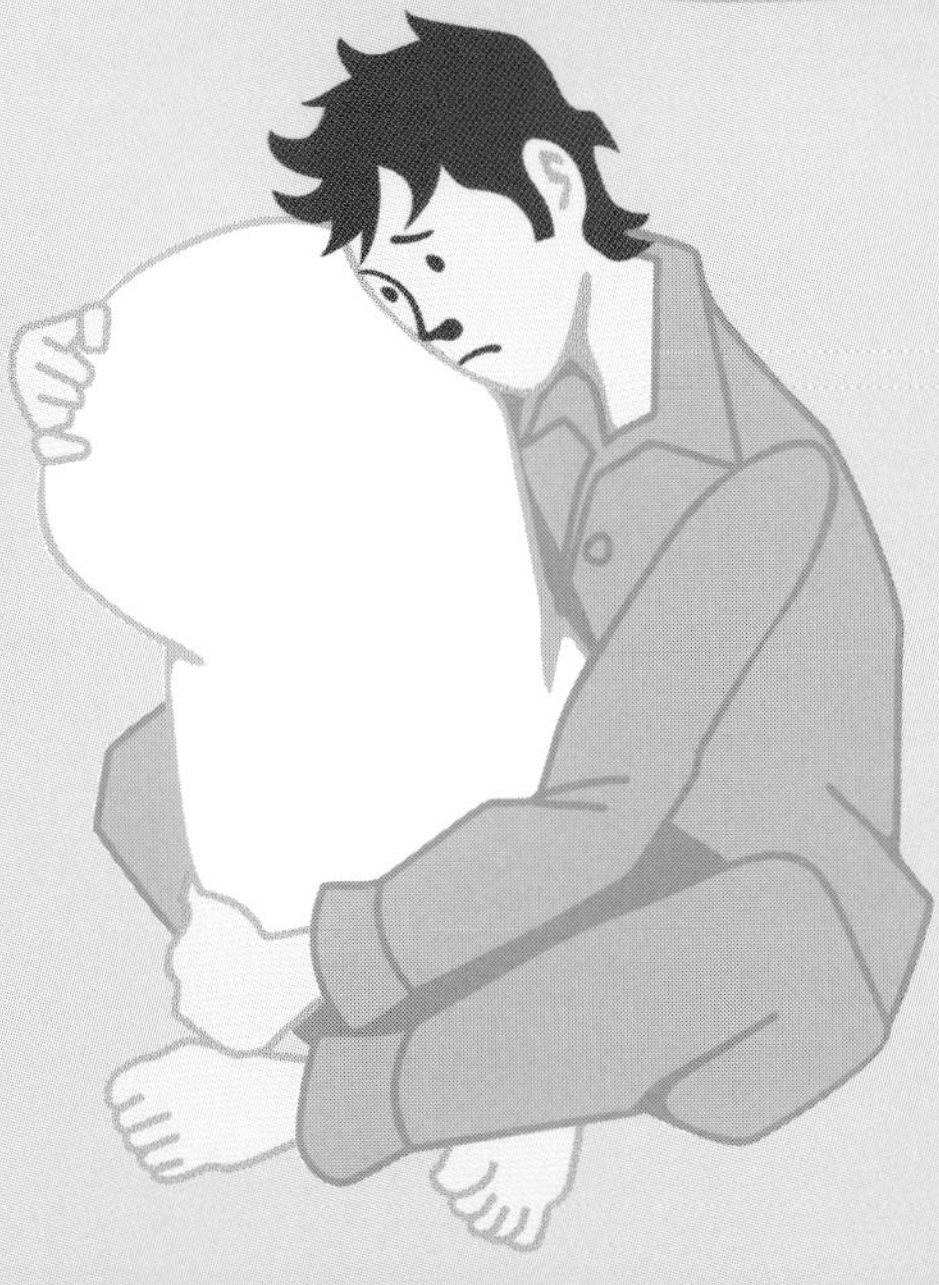

本人がぶつかる３つの壁

統合失調症の人が、治療、リハビリ、社会復帰を目指すときには、しばしば「周囲の理解不足」「社会の偏見」「将来への不安」の壁にぶつかります。リカバリー（→ 48 ページ）は、このような壁をのりこえ、より自由な状態になっていくことも意味します。

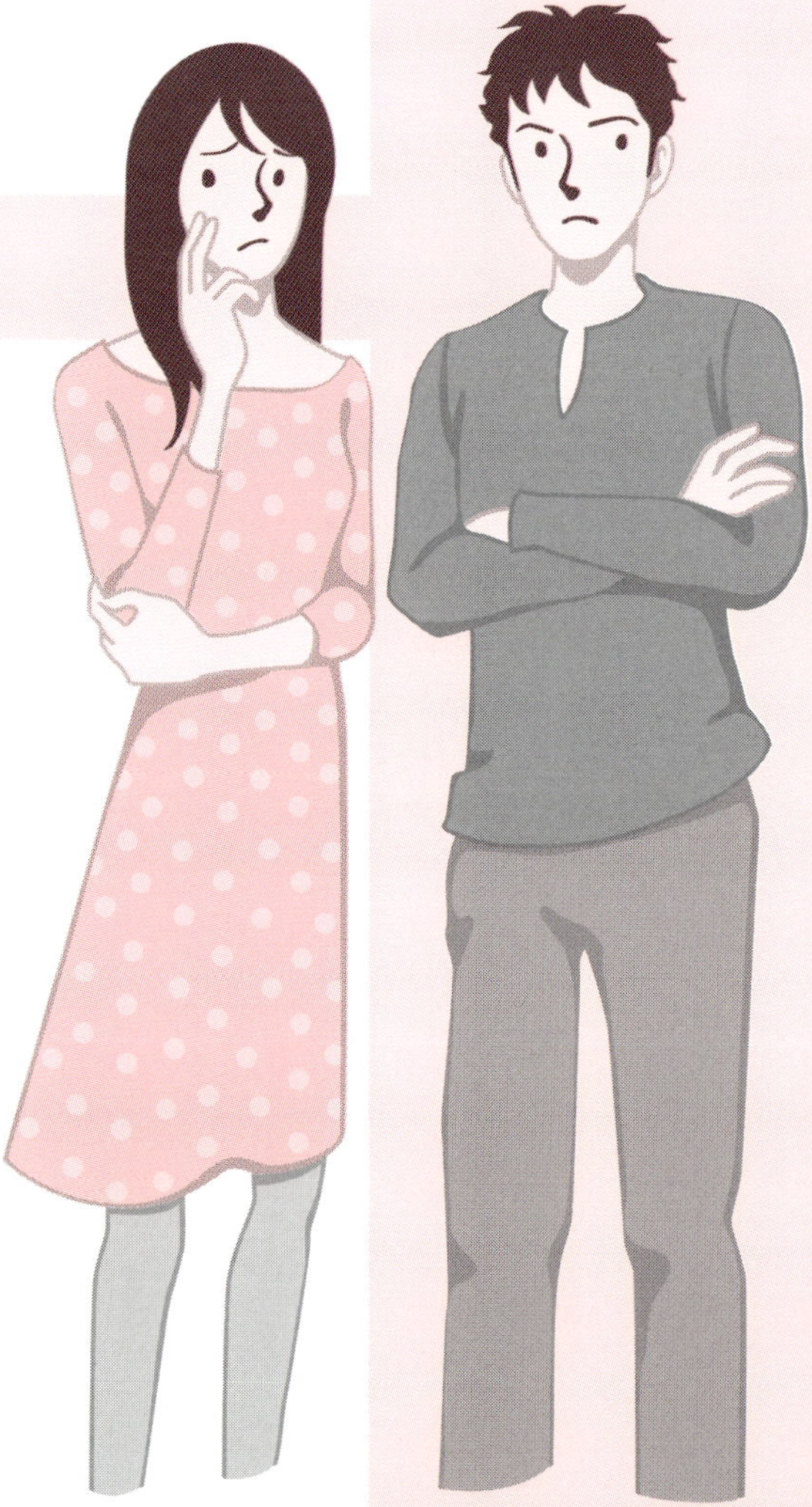

将来への不安

統合失調症の人のなかには「現在は親がいるから安心ですが、親がいなくなった後を考えると自信がない」という人もいます。将来への不安を感じながら過ごしている人が多いことがうかがえます。このような不安は当然のことです。仲間や支援者と分かち合いながら、具体的な工夫を積み重ねることが、不安の解消につながります。

- 経済的な不安
- ひとりで生活することへの不安
- 社会生活への不安

病気をもっている人自身も、偏見や理解不足の影響を受け、「自分はもうだめだ」と悲観してしまうこともあります。しかし、私たちは慢性の病気や障害をもっていても、工夫を重ね、サポートを受けることで、社会のなかでのびのびと暮らしていくことができます。大切なのは、自分の可能性を信じることです。

社会の偏見

「治りにくい病気」という過去のイメージをそのまま抱いていたり、「危険な病気」という誤った認識をもっている人は残念ながらまだまだ多いのが現状です。そのため、統合失調症の人の多くは、病名を告げるのをためらったり、病気について説明するのにさまざまな工夫や配慮を強いられるなどの不便さを感じています。

第４章では、本人が病名や症状について、周囲の人に理解してもらうために工夫していることを紹介しています。

周囲の理解不足

周囲が適切な対応法を知らないために、本人を苦しめてしまう場合があります。また、社会が病気を正しく理解していないことも、本人や家族の苦労のもととなります。

右のデータは、一般の人に、いろいろな病気の典型的な症状を表した文章を読んでもらい、それが何の病気か答えてもらった調査の結果です。うつ病の症状を読んで、「うつ病」と正確に答えられた人が半数以上いたのに対し、統合失調症の症状を読んで、「統合失調症」と正確に答えられた人はわずか4.8%でした。病名は知っていても、症状までは理解していない人が多いのです。

うつ病の症状を記した文章を読んで	
「うつ病」と答えた人	**58.6%**
「ストレス」と答えた人	17.4%
「こころの病気」と答えた人	15.4%

統合失調症の症状を記した文章を読んで	
「うつ病」と答えた人	38.6%
「こころの病気」と答えた人	21.4%
「統合失調症」と答えた人	**4.8%**

この調査では、体の病気とこころの病気の理解度のちがいも調べている。同じ方法で糖尿病の症状を表す文章も読んでもらったところ、「糖尿病」と正しく答えられた人は87.5%。体の病気に比べ、こころの病気の理解度が低いことがうかがえる

（竹島正 ほか、『こころとからだの健康についての国民意識の実態に関する調査』平成19年）

急性期には
①

私の言動を否定しないで

統合失調症の急性期で起こる妄想や幻覚は、本人にとっては現実で、とても不安なものです。周囲から否定されると、わかってもらえない、受け入れてもらえないと感じてしまいます。

症状のつらさ

急性期に起こる妄想や幻聴には、本人も抗《あらが》うことができません。常に不安と緊張のうずのなかで過ごすようなつらさを感じています。

幻覚や幻聴

自分のなかからさまざまな声が聞こえ、行動を監視されたり、命令されたりするなどの症状がみられる。「死んでしまえ」など自分を脅かす内容の声が多く、実際に痛みなどを感じる場合もある

妄想

「やくざにねらわれている」「悪の組織が自分を監視している」などの思い込みが生じる。身の回りのささいなできごとを、すべて自分に関係があると解釈し、不安を強めてしまう

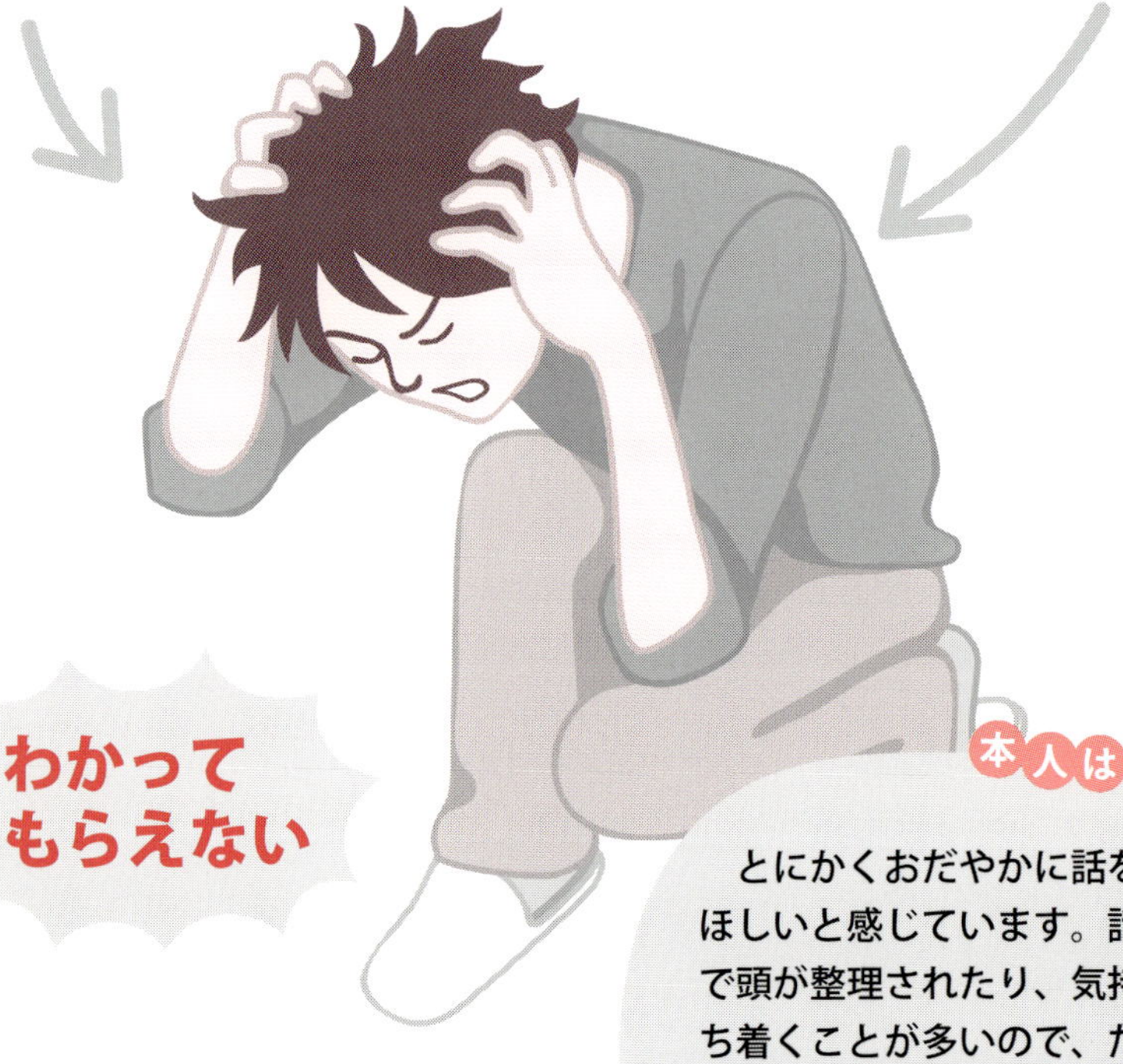

わかってもらえない

発症直後には、妄想や幻聴、幻覚が消えることはまずない。自分で否定して打ち消すこともむずかしい

本人は

とにかくおだやかに話を聞いてほしいと感じています。話すことで頭が整理されたり、気持ちが落ち着くことが多いので、ただ聞いてもらえれば、それで安心できます。頭ごなしに否定されると反発し、さらに緊張してしまいます。

家族にわかってもらえないつらさ

発症直後は、家族も病気の知識がありません。そのため、苦しさをわかってもらえない、自分にとっての現実を否定されるなど、本人がつらく感じる場合もあります。

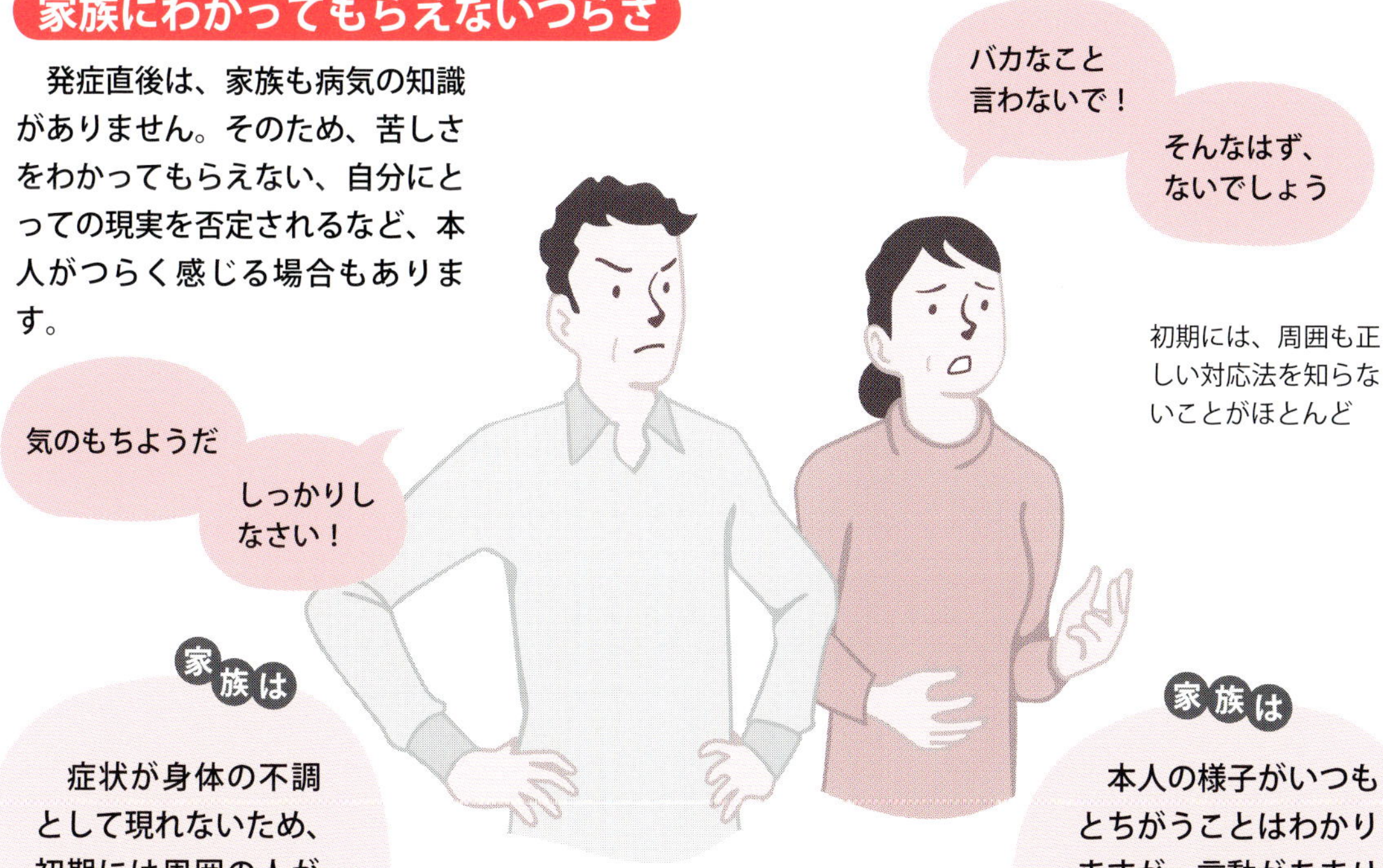
バカなこと言わないで！
そんなはず、ないでしょう
気のもちようだ
しっかりしなさい！

初期には、周囲も正しい対応法を知らないことがほとんど

家族は

症状が身体の不調として現れないため、初期には周囲の人が「病気」とは思わない場合もあります。

家族は

本人の様子がいつもとちがうことはわかりますが、言動があまりにも突飛なので、つい否定したり説得したりしてしまいます。

症状が周囲からはわかりにくい

統合失調症の急性期には、幻聴や妄想などの症状が起こり、不安や動揺などが見られます。これらを「陽性症状」と呼びます。一方、意欲の低下や無気力、ひきこもり傾向が強くなることもあり、これを「陰性症状」と呼びます。

いずれの場合も、周囲には病気の症状として理解することはむずかしいものです。

わからなくても聞いてほしい

幻聴や妄想の内容は、周囲の人には非現実的ですが、本人にとっては現実です。強い緊張と不安を抱えているのにわかってもらえないのは、孤独でつらいものです。

周囲の人は、本人の話を聞いたうえで、「心配だろうが、私たちはあなたの味方。大丈夫だからゆっくり休んで」と伝えてください。

家族の説得で治療を受けることにした

多くの人は、家族や医師の説明に支えられて治療を受け始めます。しかし、専門家から適切な説明が行われなかったときなど、服薬をいやがり、拒否する場合もあります。

治療が始まるまでの過程はさまざま

治療を始めるときには、自宅で療養し、通院で治療する場合と、入院して治療を受ける場合があります。それぞれメリットとデメリットがあります。

入院治療

自分を傷つけるリスクが高かったり、興奮が激しいなどの場合に、入院治療に踏み切る場合があります。

メリット

リスクを減らし、迅速な対応ができる

発症直後に症状が激しい場合や、強い不安や恐怖感のなかで、自傷行為や暴力などのリスクが高くなる場合があります。このようなときは、家族だけでは対応するのもむずかしく、入院治療のほうがスムーズに治療を始められるかもしれません。

デメリット

意に反することがある

医療機関によっては統合失調症の治療は閉鎖病棟で行われます。すると、しばらくは外出ができなかったり、自分の意志にしたがって自由に行動することが制限されるので、不便を感じたり、不愉快な思いをすることもあります。

自宅での療養

外来での治療を受けながら、自宅で休養をとり、薬をのみます。

メリット

同じ環境で過ごせる

生活する場所が変わらないので、なじんだ生活を続けることができ、本人にかかるストレスが少なくてすみます。

デメリット

服薬管理が大変な場合も

のみ薬で治療を行う場合、本人が納得していないと、定期的な服薬が困難になり、治療の効果が現れにくい場合があります。

薬をのみ始めるまでの時間も無駄ではない

統合失調症の治療の基本は、薬の服用です。しかし、発症してすぐのころには、違和感はあるものの、自分が病気だとは思っていないことが多いため、医療にかかるのをいやがったり、薬を拒むケースが時々みられます。

しかし、そんな場合でも、専門家や家族が「これは神経が疲れ果て、敏感になりすぎている状態だと思う。薬をのんで疲れをとることが元気を取り戻すには欠かせない」と、ねばり強く伝えることが治療の導入につながることが多いようです。家族が時間をかけて真剣に向き合う姿勢が、本人の心を動かすことがうかがえます。

薬についての情報が不足している

急性期には睡眠を十分に確保し、すみやかに症状を鎮めるために、薬の量が比較的多くなります。本人が眠気やだるさを感じることもしばしばです。発症直後には、本人も家族も薬の知識はほとんどないため、薬について疑問や不安を感じることが少なくありません。

薬の説明書や薬剤師などから得られる情報を参考に、少しずつ薬について理解を進めましょう。

本人の体験談

母の説得に感謝

発症したとき、薬はいやだと突っぱねる私に、母は泣きながら、服用するように訴えました。私はそこまで言うのなら、としぶしぶ薬をのむようになりました。母の説得がなければ、私は服薬しないで過ごしていたと思います。

私は精神病での服薬を自分の人生が否定されたことだと誤解し、服薬は自己否定だと思っていました。自分が障害者になったという象徴が、服薬と思ってしまったのです。今では母に感謝しています。

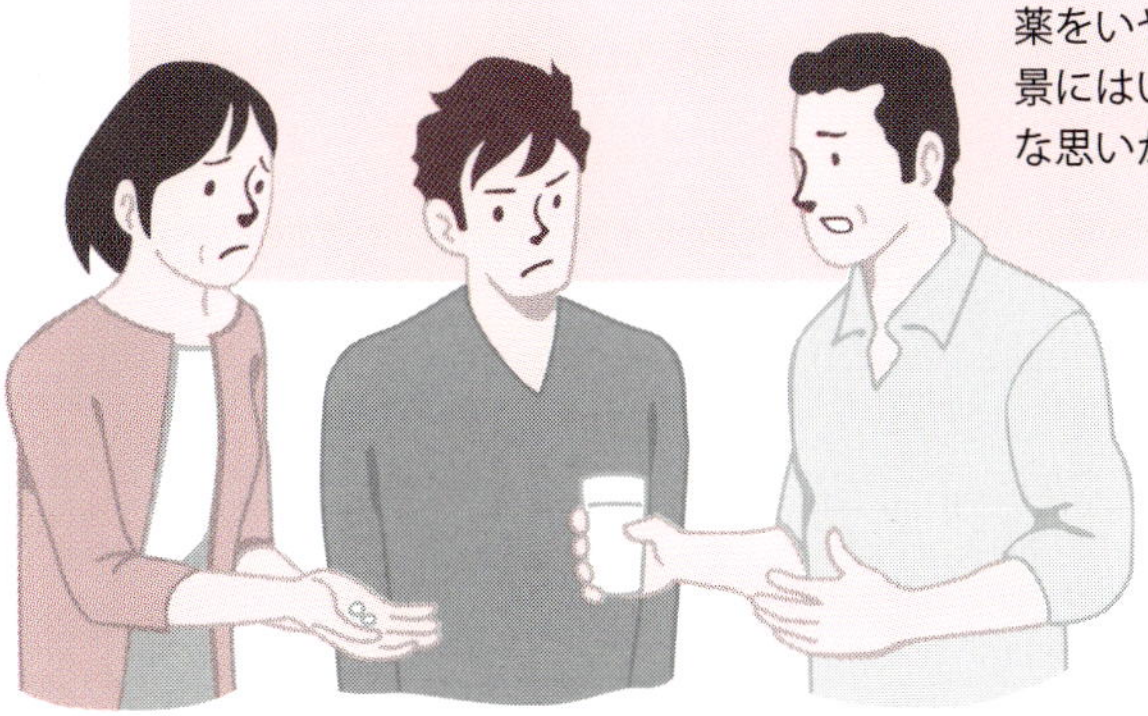
薬をいやがる背景にはいろいろな思いがある

薬に対して、本人が抵抗を感じていたり、家族が不安をもっていると、薬をのみ続けるのがむずかしくなります。医師が忙しそうで説明を受けにくい場合には、薬剤師、看護師に聞くなど、少しずつ疑問を解消しておくとよいでしょう。本人と家族が話し合って、共通の認識をもつのが理想的です。

診察を受けるとき①

医師に病状をうまく説明できない

診察では、症状や最近のできごと、薬の相談など、不安なときほど話したいことがたくさんあります。しかし、実際には、時間の制約などで思うようにならない人が多いようです。

医師とのコミュニケーションで悩む人は多い

担当の医師に自分の気持ちを伝えたくても、診察時間が短くて信頼関係を築けないと感じてしまう場合もあります。また、薬や病気の説明は、治療に直結することだけに、医師からの説明が不足していると不安になります。

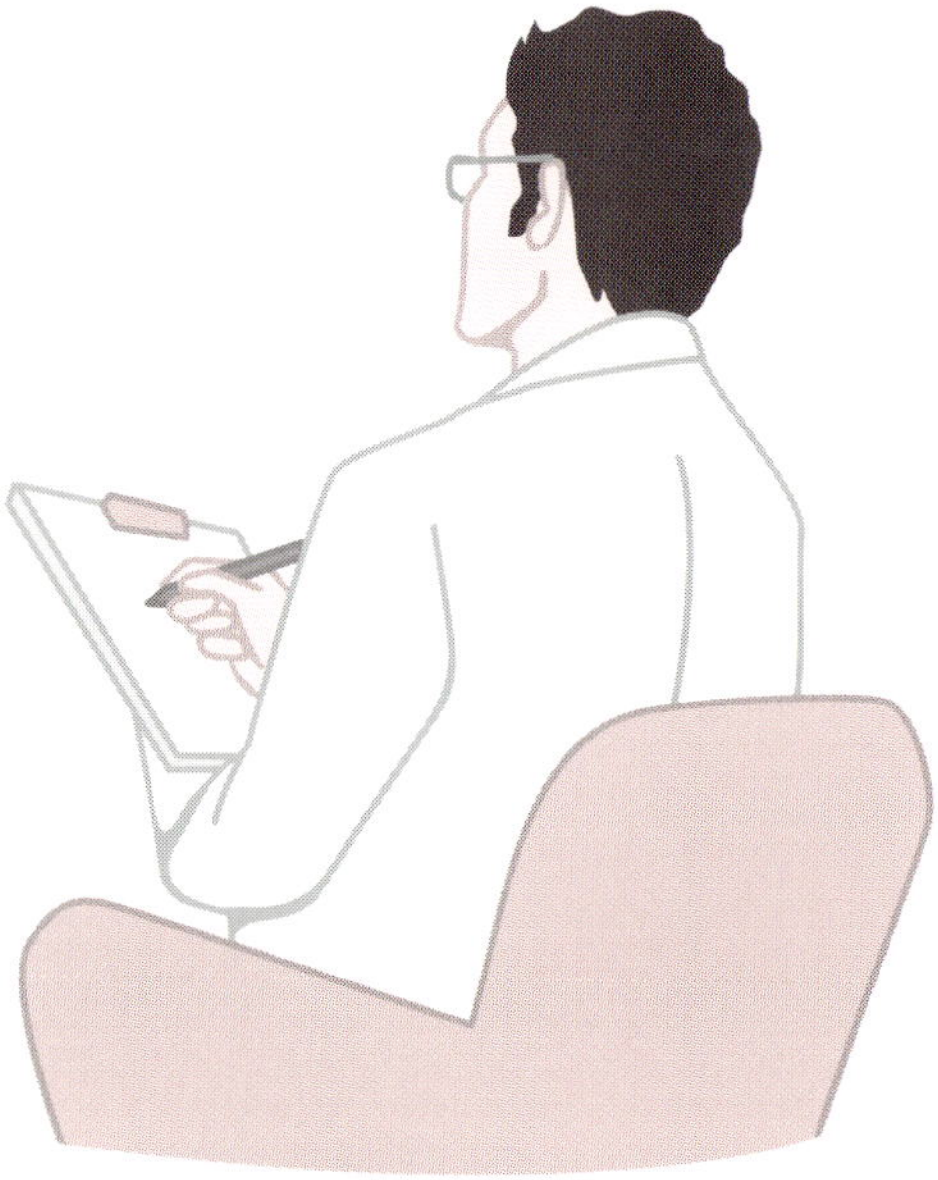

本人の悩み

- 「話す技術」や伝えかたに苦労した
- 話しても思うように伝わらなかったり、忘れられたりする
- 薬についての要望を聞いてもらえない
- 病気そのものの説明が少ない
- 診察時間が短い

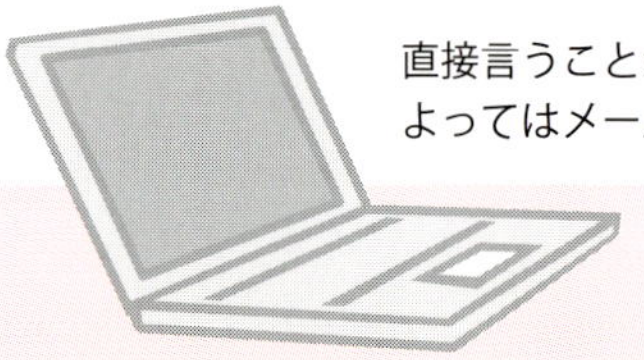

直接言うことができない場合、担当医の方針によってはメールや手紙が使える場合もある

本人の体験談

医師との対話が回復への早道

私は医師にすべてを話すように心がけています。それができるようになったのは二年前です。発症後ずっと、二〇年以上、自殺したいと思ったことや、幻聴や妄想が起こったことを医師にかくしていました。

自分や周囲の人を傷つけることが多かったのは、かくしごとをしていたためだと思います。

すべて話すことができる爽快感はとてもよいものです。人を信じてもよいはず、話してもよいはずです。

とっさに答えるのが苦手なので、伝えたいことを忘れてしまうことがたびたびあります。診察でも、考えていなかったことを聞かれると答えられません。

本人は

１回の診察時間が短いと自分の言いたいことを伝えるのがむずかしくなります。すると、担当医が自分の経験や憶測から診断しているように見えてしまいます。

薬の量を減らしたいと伝えてもなかなか対応してもらえない、薬の説明が不十分など、薬について悩む人は多いものです。

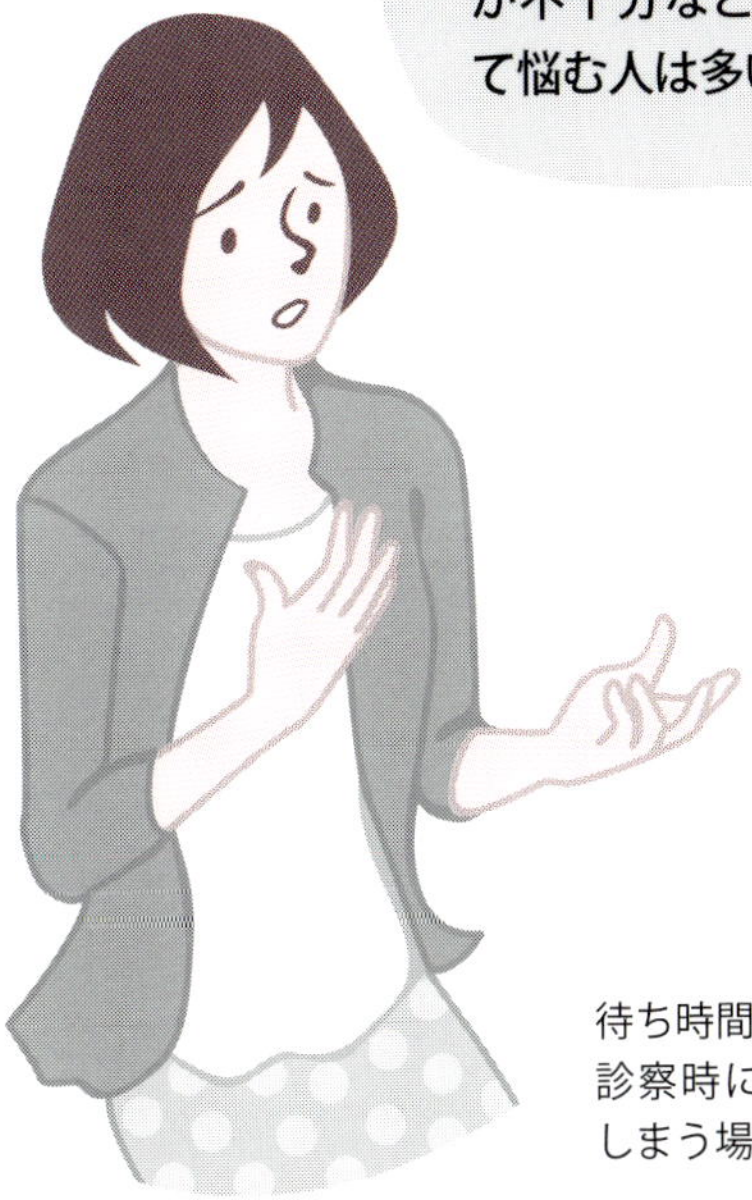

待ち時間が長いと、診察時には疲れてしまう場合もある

診察のときにメモを持参し、その内容について話し合ったり、ふだんの様子を簡単にまとめて報告したり、「今日は○○について話したい」と前もって伝えたりというような工夫で、いいコミュニケーションを築いている人もいます。

医師との信頼関係を築けない

医師とのつき合いは長期間に及びます。医師との信頼関係が築けると治療も安定しますが、実際にはむずかしい場合も多々あるようです。医師にこころを開いて、何でも相談することができるのは安心のもとです。しかし、うまくいかないからと短期間で頻繁に転院しても、必ずしも相性のよい医師とめぐり合えるとは限りません。

他人と信頼関係を築くには、それなりの時間がかかります。医師との関係も同じです。診察を重ねるうちによさがわかり、相談できる関係になる場合もあります。

医師との関係を改善する工夫もときには必要

伝えたいことをまとめたメモを持参するなど工夫することで、コミュニケーションがスムーズになる場合もあります。

ときには家族といっしょに受診したい

本人と家族とが病気や薬について共通の理解をもつために、いっしょに診察を受ける方法もあります。

いっしょに受診するとよいこと

薬や病気の情報、今後の見通しなどを共有できます。医師や他のスタッフなどを交えたほうが、冷静に話したり聞いたりできるのもメリットの一つです。

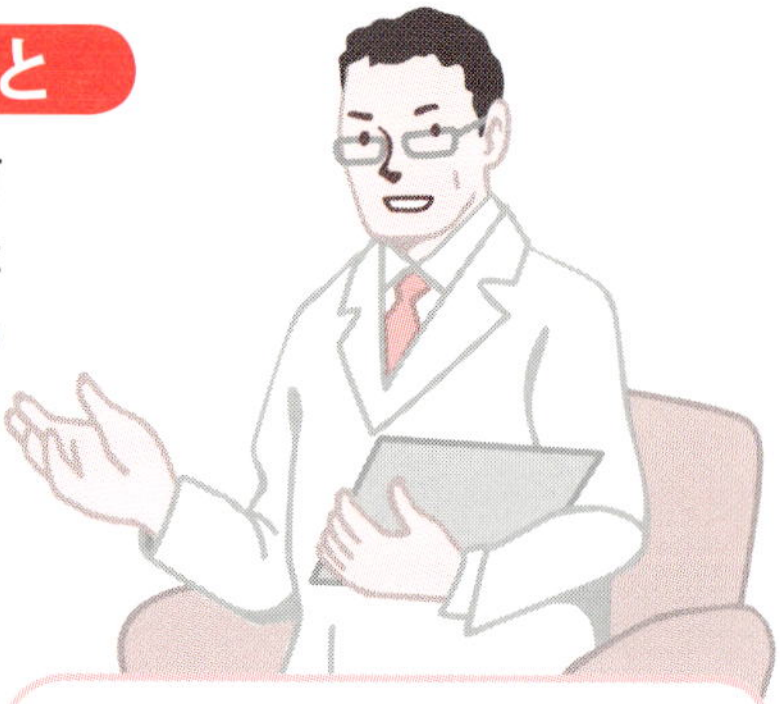

困っていることを相談できる

治療を続けるうえでの不安や、困っていることを相談できます。

家族と本人、おたがいの気持ちがわかる

本人が医師やカウンセラーと話しているのをそばで聞いていると、意外な発見があります。本人にも、家族について発見がある場合もあります。

病気の知識を共有できる

医師や薬剤師などから、病気の知識や薬ののみかた、対応法などを学べます。

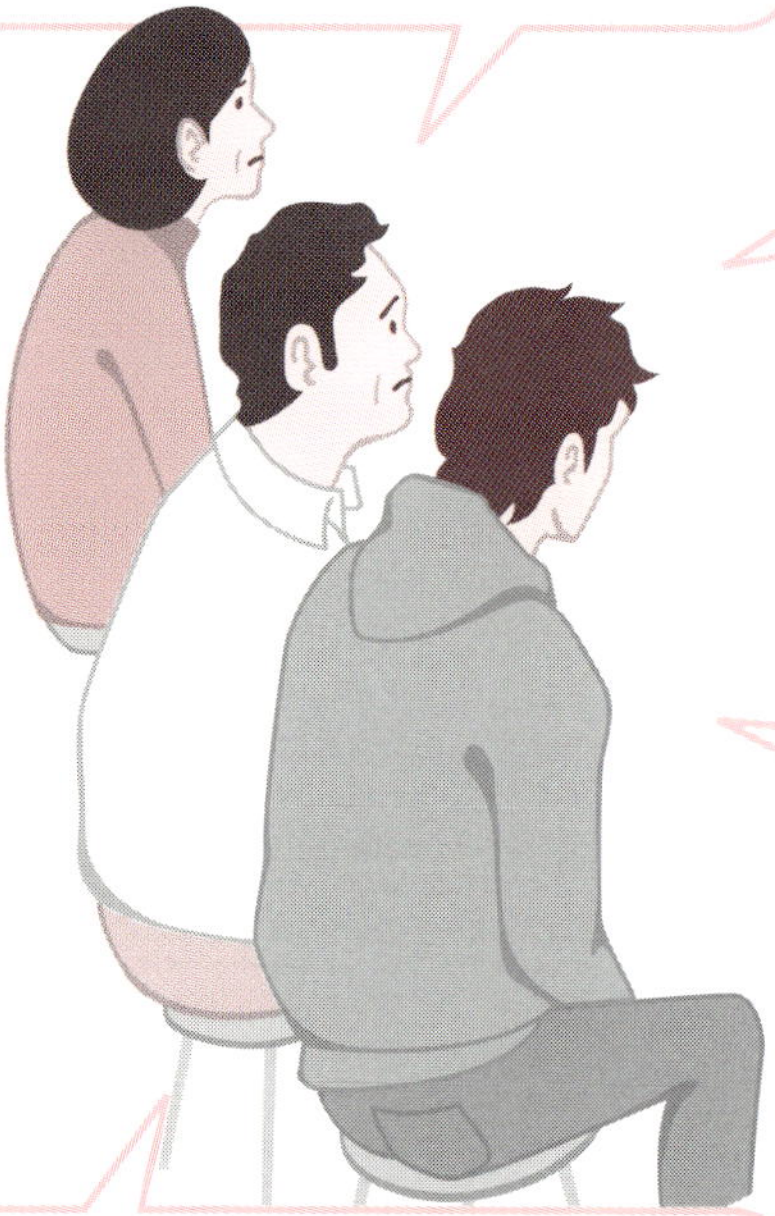

病院の情報が得られる

病院のサービスを確認するほか、地域の社会資源や制度利用、経済面の相談なども利用できます。

身近な人が交代で同行してもよい

本人は

まず、わかってもらいたいことは、自分の言葉で家族に伝え、それでも共通の理解をもてないときに、いっしょに診察を受けにいくようにしている人もいます。

受診をめぐって家族内で起きがちなトラブル

家族に余裕がないときには、いっしょに受診をしようとしてもしばしばトラブルが起きます。あまり深刻にならず、「時が解決してくれることもある」くらいの気持ちで受け止めましょう。

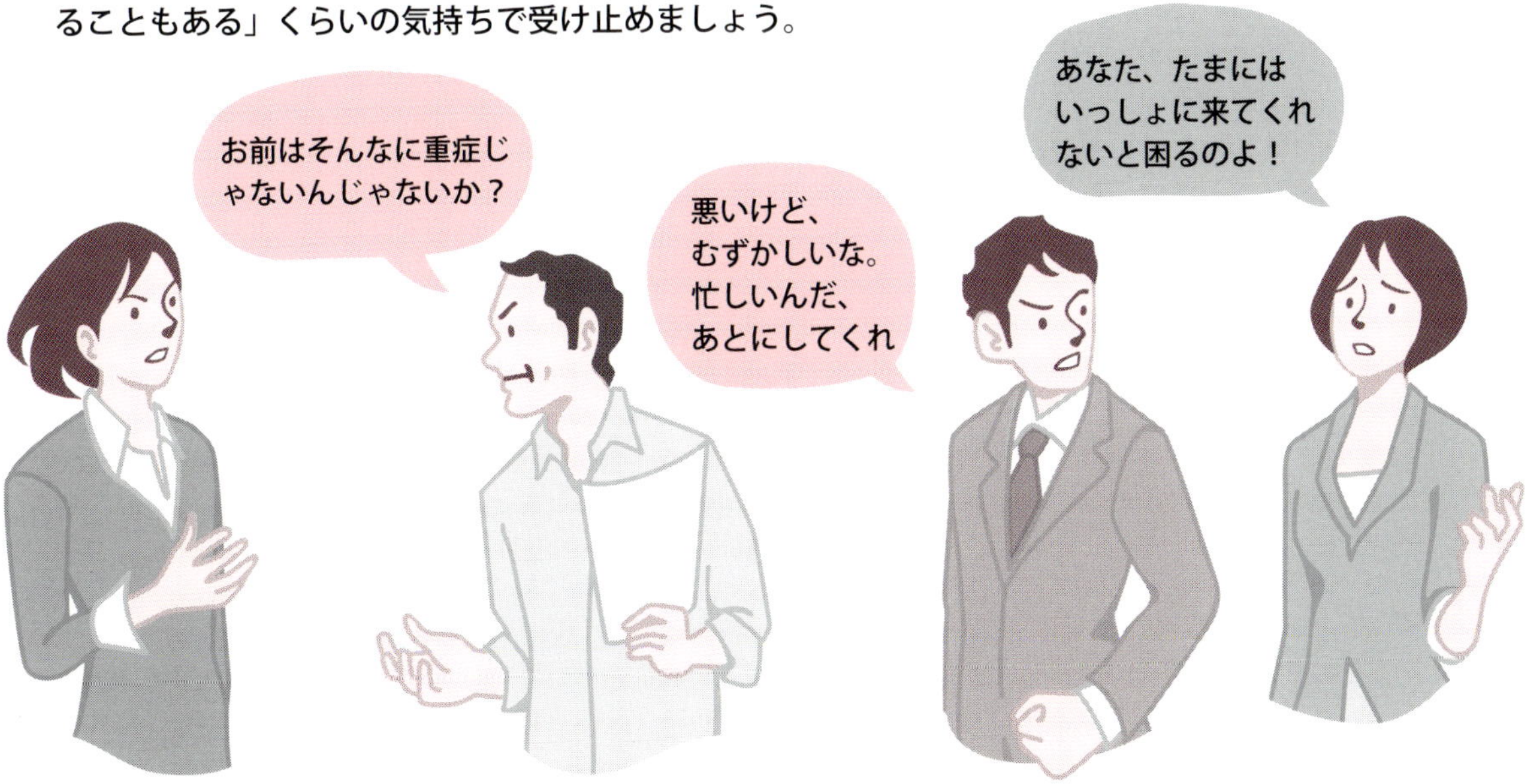
お前はそんなに重症じゃないんじゃないか？
悪いけど、むずかしいな。忙しいんだ、あとにしてくれ
あなた、たまにはいっしょに来てくれないと困るのよ！

おたがいに「家にいるときと態度がちがう」と感じたり、診察後、「よけいなことを言った」とか、「実際より症状を悪く言っている」と言い合いになる場合もある

医師やカウンセラーが、家族といっしょに受診することを勧めたり、本人が診察に来てほしいと頼んでも、むずかしい場合もある

病気や治療についての理解が大きく進む

家族や周囲の人がよりくわしく病気について理解したいとき、本人と共通理解をもつためには、いっしょに医療機関を訪れ、医師やほかのスタッフから説明を受けるのもよいでしょう。精神保健福祉士や薬剤師、カウンセラーや外来の看護師が相談にのってくれる医療機関もあります。

診察や相談に同行すると、デイケアやリハビリなど、医療機関で利用できるサービスの情報も得やすくなります。

無理をしては意味がない

ただし、本人が「今日は一人で診察を受けたい」ということもあるでしょうし、家族の都合が合わない場合もあります。診察に同行することで、おたがいに無理をしては本末転倒です。

病気の症状だとわかってほしい

消耗期は、文字どおり心身のエネルギーを使い果たしてしまった時期です。神経の疲れをいやし、エネルギーを蓄えるには、長い時間がかかります。

誤解されやすい症状

消耗期にはまだ体力も気力も充実せず、寝てばかりいることもめずらしくありません。薬による鎮静作用が効きすぎている場合もあり、ものごとに集中したり、自分から進んで何かをすることがむずかしい状態です。

周囲の声

「がんばればできる」
「気のもちよう」
「前はあんなに元気だったのに……」

- 感情の起伏が乏しい
- 口数がすくない
- 外出しようとしない

- 疲れやすい
- 寝てばかりいる
- 進んでしようとしない
- 子どもっぽい感じになる

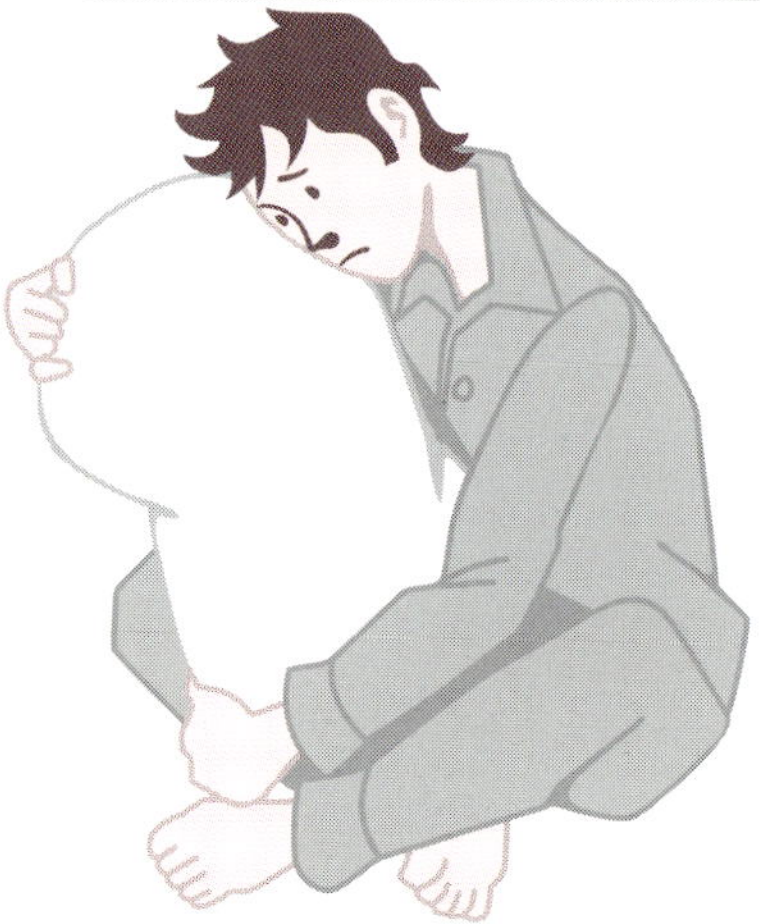

本人も歯がゆく感じている。周囲からの言葉がつらく響く

「やらない」のではなく「できない」

消耗期には、睡眠時間が長くなります。睡眠は神経を休める大切な時間です。睡眠時間は長すぎるくらいのほうが、回復に役立ちます。「ぐっすり眠れる」ことは、回復のきざしでもあるのです。

この時期、周囲の人は、ちょっと落ちついてきたからと無理をさせたり、がんばってと励ましたりしがちです。しかし、しばしばがんばりがきかず失敗してしまい、大きな自信喪失になりかねません。

毎日変化がなく、元気がないように見えても、本人の中には少しずつエネルギーがたまってきます。周囲があせらずに見守ることが、回復を後押しするのです。

無理が回復を妨げる

消耗期に無理をしすぎると、せっかく少しずつたまってきたエネルギーを使い果たしてしまい、結果として回復をおくらせます。

無理をする

本人が気をつかう性格だと、期待にこたえようとして、エネルギーをふりしぼって行動します。

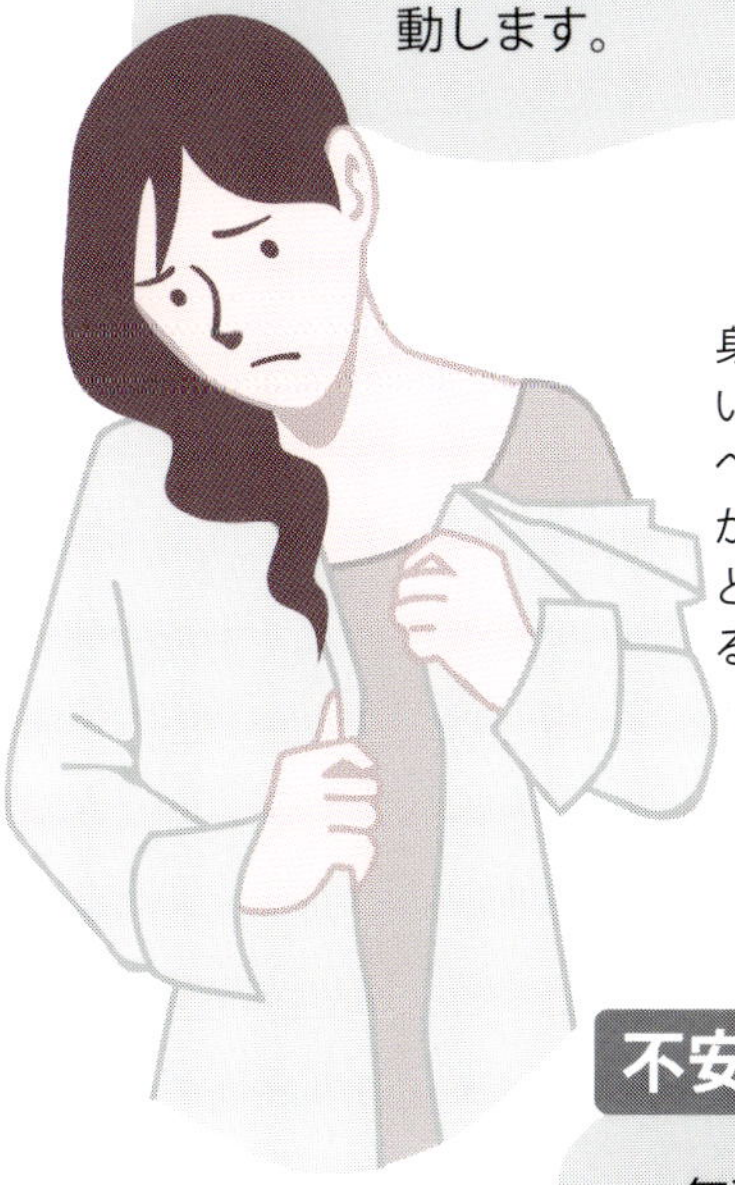

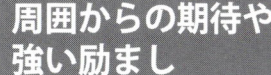

身支度や入浴すらつらい時期。たとえば近所への買い物など、周囲から見ればささいなことでも大きな負担となる

不安定になる

無理がきかないことを本人が自覚すると、自信を失い、生活にストレスを感じます。気持ちが不安定になり、ときに神経過敏の症状が再発します。

エネルギーの少ない時期には、やらなければならないことでも、「毎日こなす」だけの力を維持できません。

日常に戻る自信が減る

できない自分をふがいないと感じるなど、自信を失いがちです。

周囲は、できるときとできないときの差に戸惑う

周囲からの期待や強い励まし

回復への希望と期待から、周囲が本人に求めすぎてしまうことがあります。

家事や仕事、通学など、元気なときはごくふつうにできた活動も、この時期の本人には大仕事です。

消耗期、
回復期には②

「次」を要求されるのがつらい

回復の兆しが見えてくると、本人も家族も、「もっと先へ」と期待が高まります。期待するのは、相手を評価し、信じるからこそ。しかし、それがしばしば本人には重荷になります。

上昇志向がプレッシャーに

社会復帰が順調に進んでも、周囲との気持ちのズレがあると、本人にはつらく感じられます。Ｂさんのケースは、回復期の本人と周囲の人の気持ちのズレの一例です。

①外に出ていってくれれば、それでいいのよ

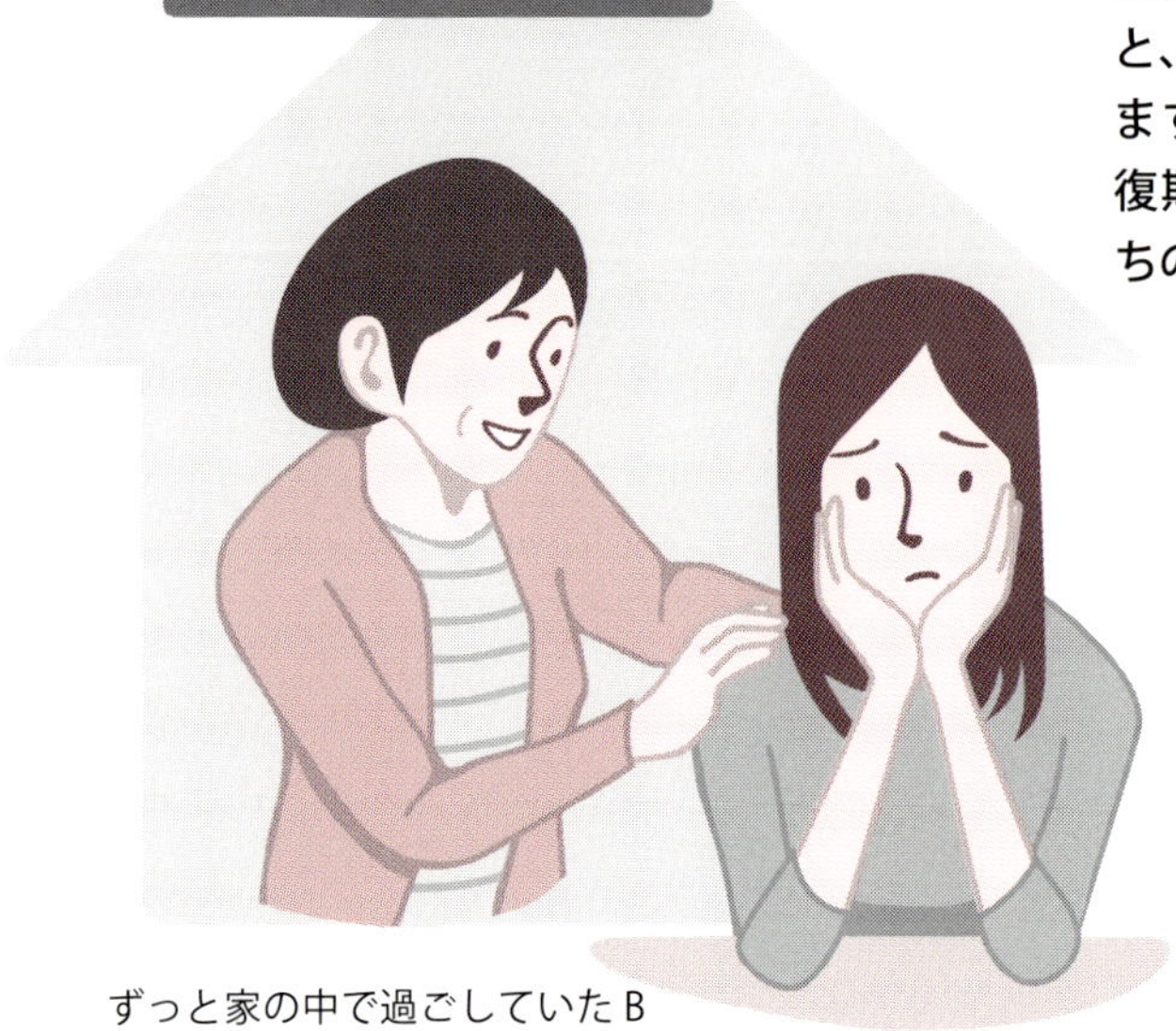

ずっと家の中で過ごしていたＢさん。そのころは、家族は外出できることを目標として励ましていた

本人は

病気が回復するにつれて、多くを求められると負担になります。励ますにしても、前とちがうことを言われるとつらくなります。

②次はアルバイトができるといいね

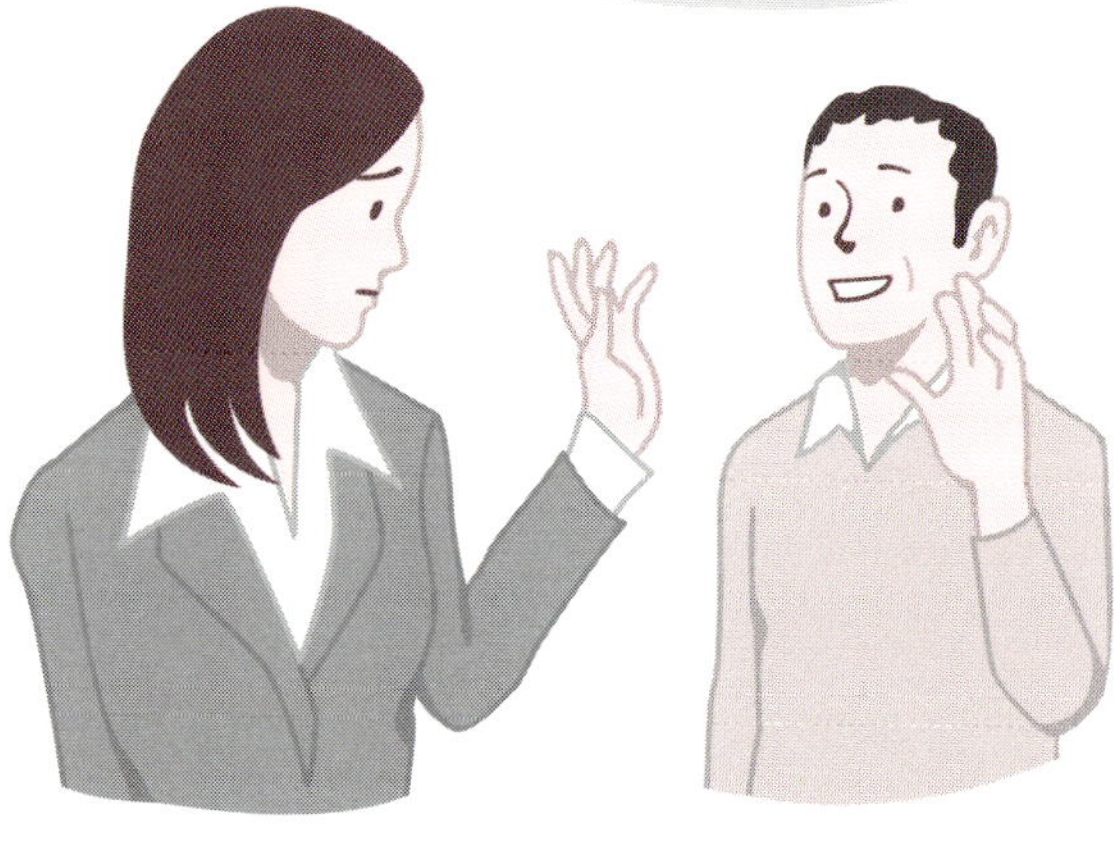

十分に休み、少し調子がよくなってきたので、通院先のデイケアに通うことにした。すると、家族はＢさんに働くことを求めた

③ 正社員をめざしなさいよ！

しばらくデイケアを続け、自信をつけたBさんは、近所でアルバイトを始めた。仕事を順調にこなせているのを見た家族は、次は正社員になるようにうながした

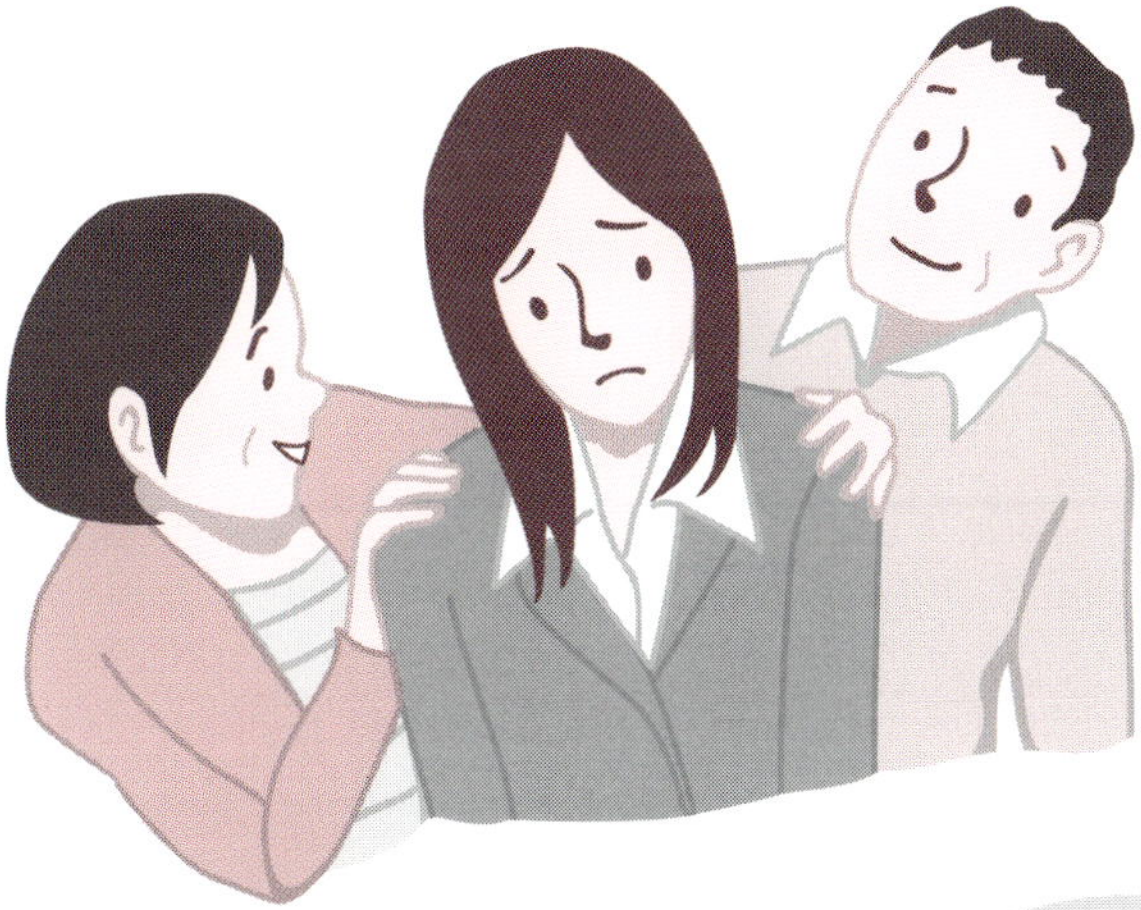

次々に出てくる課題に、プレッシャーは大きくなるばかり

本人は

回復にはそれぞれのペースがありますし、自分がしたいことと家族が望むことのあいだにもギャップがあります。せかされるとつらくなります。

就職・復学に踏み出すときには、体力的にも能力的にも、自分がどこまでできるのかわからず、不安を感じます。このようなときこそ、さまざまなサポートが必要です。

周囲の人はともすると、次へ次へと期待したり、「まだできないのか」「まだ無理か」となげきがちです。しかし、本人は、今、できていることに目を向け、現状を認めてほしいと感じています。

家族が「ほどほど」を受け入れない

消耗期に十分に休息をとると、少しずつ、したいこと、できることが増えてきます。この時期が回復期です。周囲の人はこれができたら次は……という期待をもつようになります。

ただし、回復のペースはとてもゆっくりです。しばしば、周囲の人は回復のレベルよりもさらに先を期待するものですが、ここで急ぎすぎないことが必要です。

「今できていること」に目を向けて

回復期は、よくなってきているだけに、周囲にも本人にも、あせりが出やすい時期です。周囲の人は、「ほどほど」のペースを頭においておきましょう。

「今できていること」を認め、本人が無理のないペースで進むのを見守りましょう。

消耗期、回復期には③

「あたりまえ」がこころに刺さる

統合失調症では、「集中力の低下」などの症状が長く続くことがあります。そのため、仕事や家事などを思うようにこなせず、「なまけている」などと誤解されてしまいます。

「型」にはめようとすると苦しくなる

ある程度の年齢になったら仕事をもつのが「あたりまえ」、就職しないなら家事を担うのが「あたりまえ」と思っていると、リハビリ中の本人をふがいないと感じてしまいます。

年齢や学歴、経歴などさまざまな「型」にはめて見ることも、しばしば偏見のもととなります。

年齢や経歴で「できるはず」と思われること

いい年した大人が……

家事くらいしなさい

どうして働かないの？家がお金持ちなの？

大学まで出たのに……

働かざる者、食うべからず

たとえ正論であっても、傷つくもの

本人の体験談

いろいろな制約がつらい

退院後、集中力の低下などの症状で仕事を続けることができず、生活保護を申請しました。すると、家賃の規定で引っ越さなければならないことがわかり、部屋探しをすることになりました。当時、私はひとり暮らしで、ペットが私の支えだったので、ペット可の物件を探していました。

しかし、ペット可の物件は少なく、不動産店の店員に状況を説明しているうちに、落ち着かなくなって泣き出してしまいました。すると、「そんなに泣くのは病気が治っていない証拠。ケースワーカーと来なさい。ペットはねえ……」と言われました。まるでがまんするのが当然、と言われたようで、そのときのいやな思い、つらい気持ちは忘れることができません。

大切なものを否定され、つらい思いをした

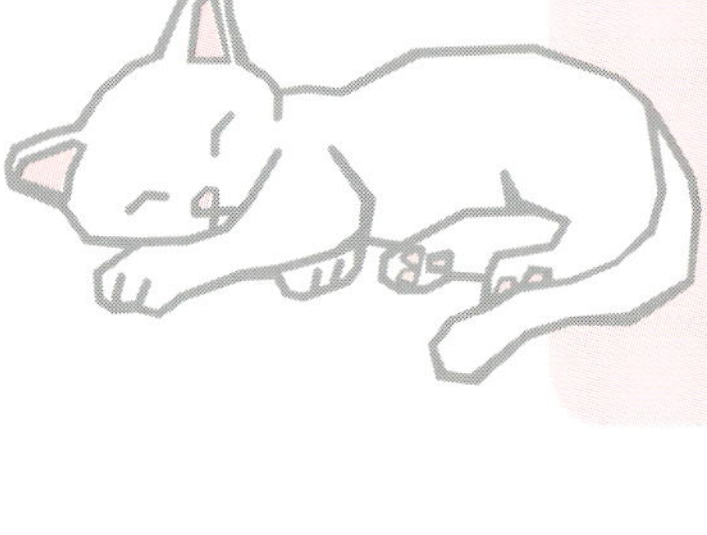

かつての自分の「あたりまえ」がでなくなった苦しさ

病気のために将来の夢をあきらめたり、挫折を経験する人もたくさんいます。以前ならできたのに……と思い、苦しみます。

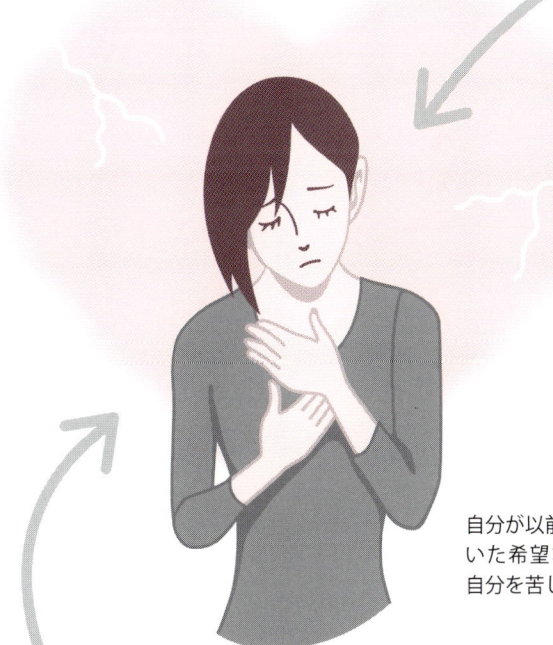

自分が以前もっていた希望なども、自分を苦しめる

以前の自分ならできたと思うこと

気力が低下して、やりたいことができない

仕事が好きでがんばっていたのに、戻る自信がない

「こうあるべき」ではなく「今」に目を向けて

消耗期から回復期にかけて、疲れきった心身を休め、エネルギーを十分に蓄えるには順調でも二～三年はかかります。

そのあいだに、デイケアや地域の社会資源（作業所など）を利用して、対人関係などのリハビリを行う人もいます。

統合失調症による集中力の低下や対人関係のぎこちなさは、目には見えないために誤解されがちです。しかし、周囲がそのような症状があることを知っていると、「あるべき姿」ではなく、本人の状態に目を向けられるようになります。

自分でもギャップに苦しんでいる

この時期、本人は以前の自分や、夢とのギャップに苦しんでいます。家族は、その現状を認め、「あせることはない。今できることを大切にして。ゆっくりでいいんだよ」と伝えるようにしてください。

周囲への告知 ①

拒絶のつらさ、無理解のつらさがある

病名を伝えるかどうか、悩む人は多いようです。伝える相手、伝えるタイミングなど、多くの人が悩んでいることがうかがえます。

友人に病気のことを知らせる？

それぞれメリット・デメリットがある

友人に知らせる、知らせないについては、正解はありません。知らせるほうが楽な場合もありますし、知らせないほうが心配せずにすむこともあります。

知らせない

病名や病気があることを一切話さずに過ごしている人もいますし、「調子をくずした」など、病名は言わずに体調の変化だけを伝える人もいます。

よいと思うこと

「病名を告げると周囲に波紋が広がるのではないか」「偏見をもたれるのではないか」などの心配をせずにすみます。

不便だと思うこと、つらいこと

症状が理解されず、責められてつらい思いをする場合があります。また、周囲が病気だと知らないため、サポートを受けられません。

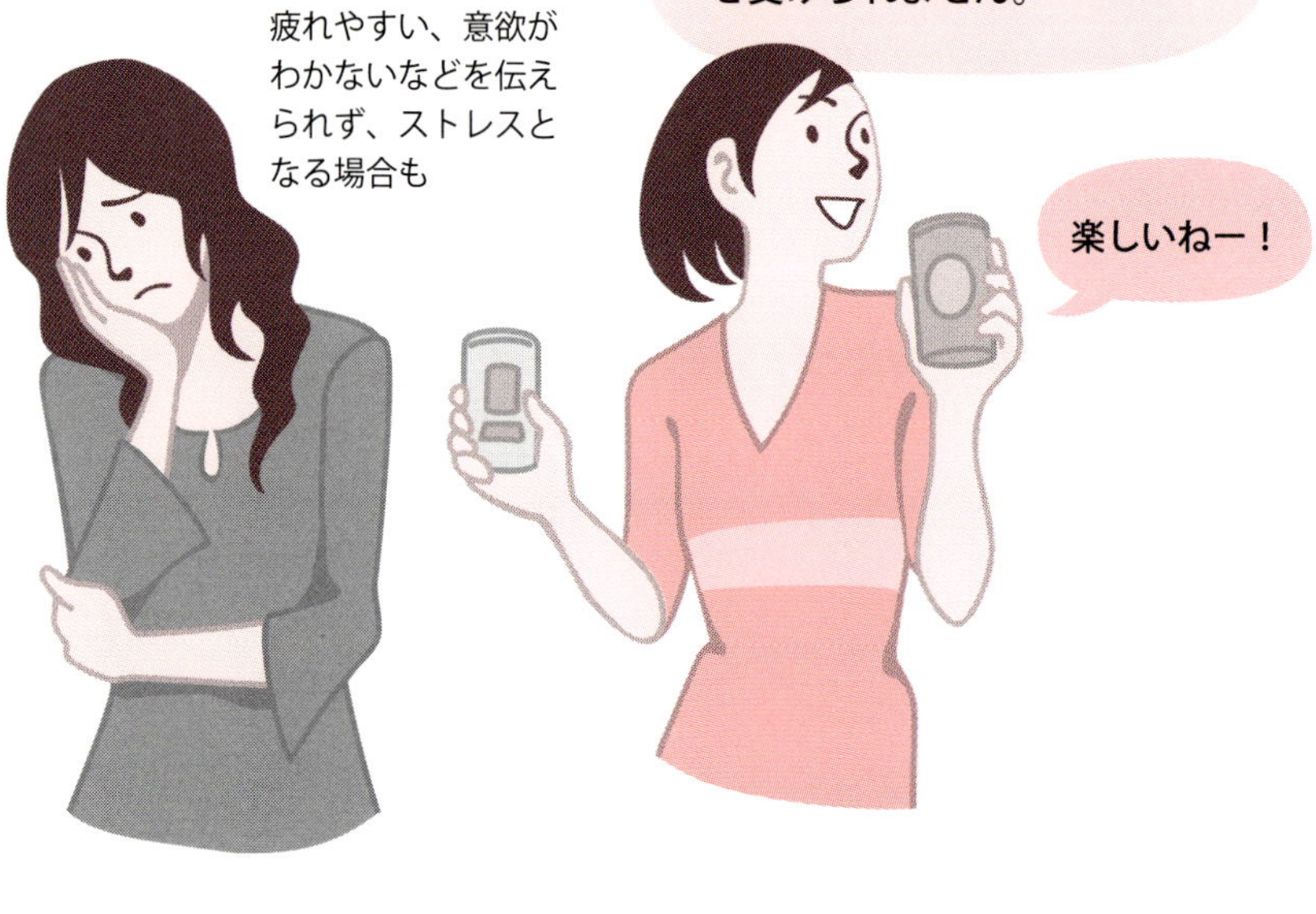
疲れやすい、意欲がわかないなどを伝えられず、ストレスとなる場合も
楽しいねー！

本人の体験談

さっぱり、しっかり、一度だけ伝える

病名を伝えるときは、言いかたによっては偏見をもたれて相手との間に壁ができることがあるので気をつかいます。

私は、まず、病気について話さなくてすむことは話さないようにしています。そして、「なるべく明るく話す」「二度話したら二度は話さない」「一度」ようにしています。相手の同情を誘う言いかたをしないように心がけています。

知らせる

病名を言う場合もあれば、「受診している事実」「わかってもらいたい症状」だけを言う場合などがあります。

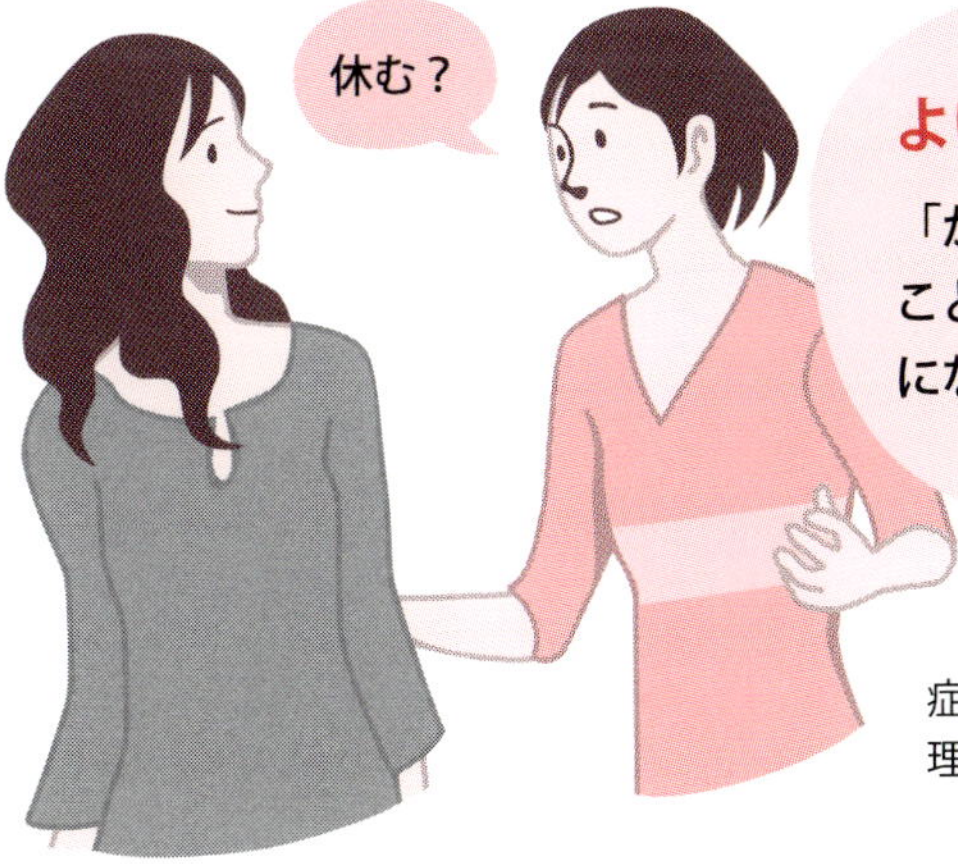

症状や体調について理解してもらえる

よいと思うこと

「かくさなくてよい」ことで、気持ちが楽になります。

不便だと思うこと、つらいこと

話しても、理解してもらえないときがあります。また、秘密にしておいてほしいと頼んだのに、ほかの人に知られてしまうなどのトラブルが生じる恐れもあります。

メリット、デメリットがある

病気のことを友人や同僚に知らせるかどうか、人によってかなりまちまちです。

知らせることには、体調の変化や疲れやすさを理解してもらいやすいというメリットがあります。知らせない場合は、病名によって偏見の目で見られるのではないか、という心配をせずにすみます。

しかし、どちらの場合も、デメリットもあり、どちらがよい、とは一概には言えません。

明るく、淡々とわかりやすく伝える

知らせる場合には、くわしい症状などよりも、自分が相手に配慮してもらいたいことを、明るく、淡々とわかりやすく伝えるのがよいようです。その後、実際の関わりのなかで、どうすればよいか次第に相手もわかってくるものです。

就職・復帰の際に、伝えるべきか迷う

就職や復帰に際して、病気について周囲に知らせるかどうか、知らせるとしたら、どの程度までオープンにするか、多くの人が悩み、模索しています。

復学するときのジレンマ

勉強のペース、友人との関係など、以前と同じようにできるのか不安を感じます。

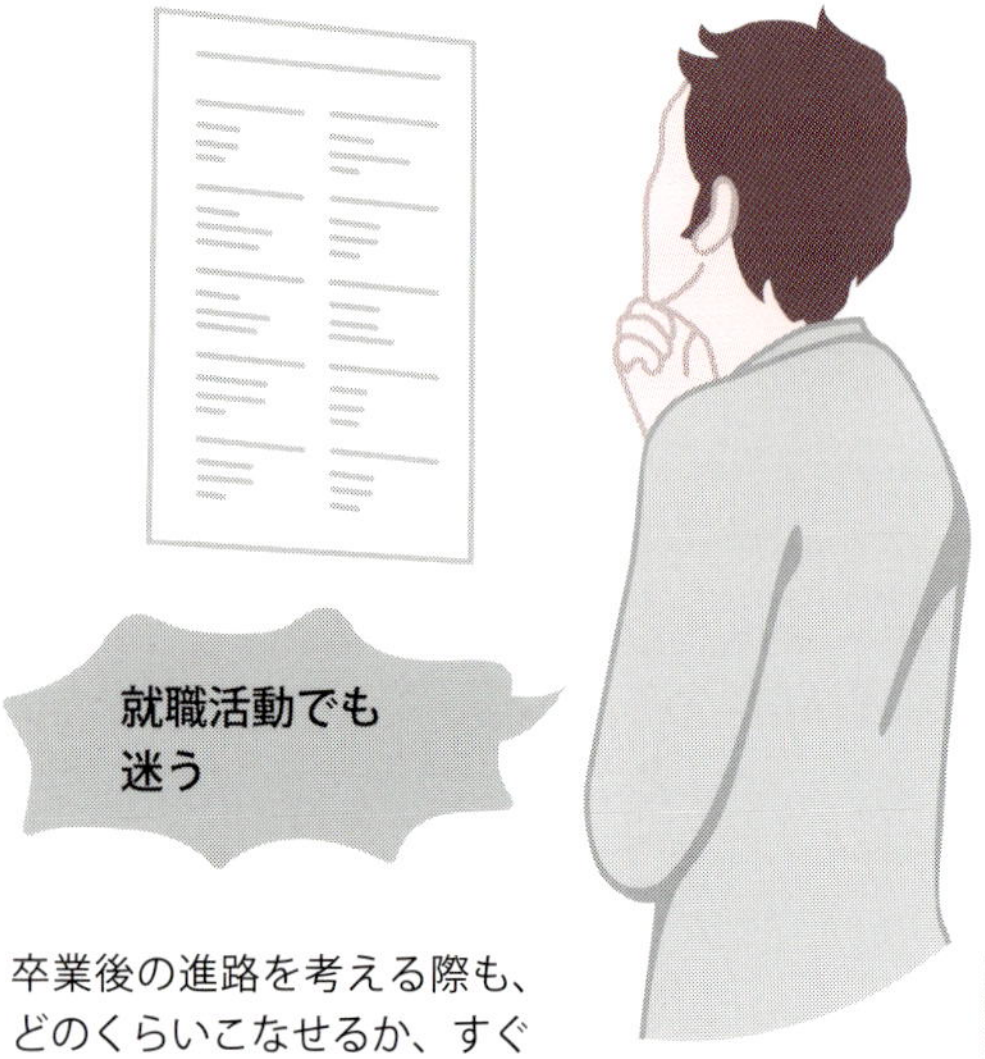
どのくらいできるか
わからない
就職活動でも
迷う

カリキュラムや課外活動はできるだけ余裕があるように組みたい

集中力の低下、体力の低下、緊張しやすさなどもあり、集団生活に不安を感じる人がほとんど

卒業後の進路を考える際も、どのくらいこなせるか、すぐにフルタイムで働けるのかなどを不安に思う

統合失調症は思春期に発症することの多い病気ですが、学校に復帰する際に、教育現場での理解が進んでいないと、苦労する場合があります。

不安が先走る

病気から回復し、学校や職場に復帰するときは「勉強や仕事など、周囲のペースについていけるか」「友人が以前と同じように自分を受け入れてくれるか」など、さまざまな不安が出てきます。

周囲に病気について伝えない場合には、疲れやすさや薬の副作用による眠気などへの理解が得にくい場合もあります。

就職特有のむずかしさがある

仕事では、能率やノルマなど、さまざまなストレスがあります。

病気をオープン*にした場合、仕事量や就労時間について、過剰なプレッシャーを避けられるという

復職したときのジレンマ

病気や症状を周囲の人に知らせていなかったり、周囲が病気を理解していないと、ちょっとした折に不都合を感じることがあります。

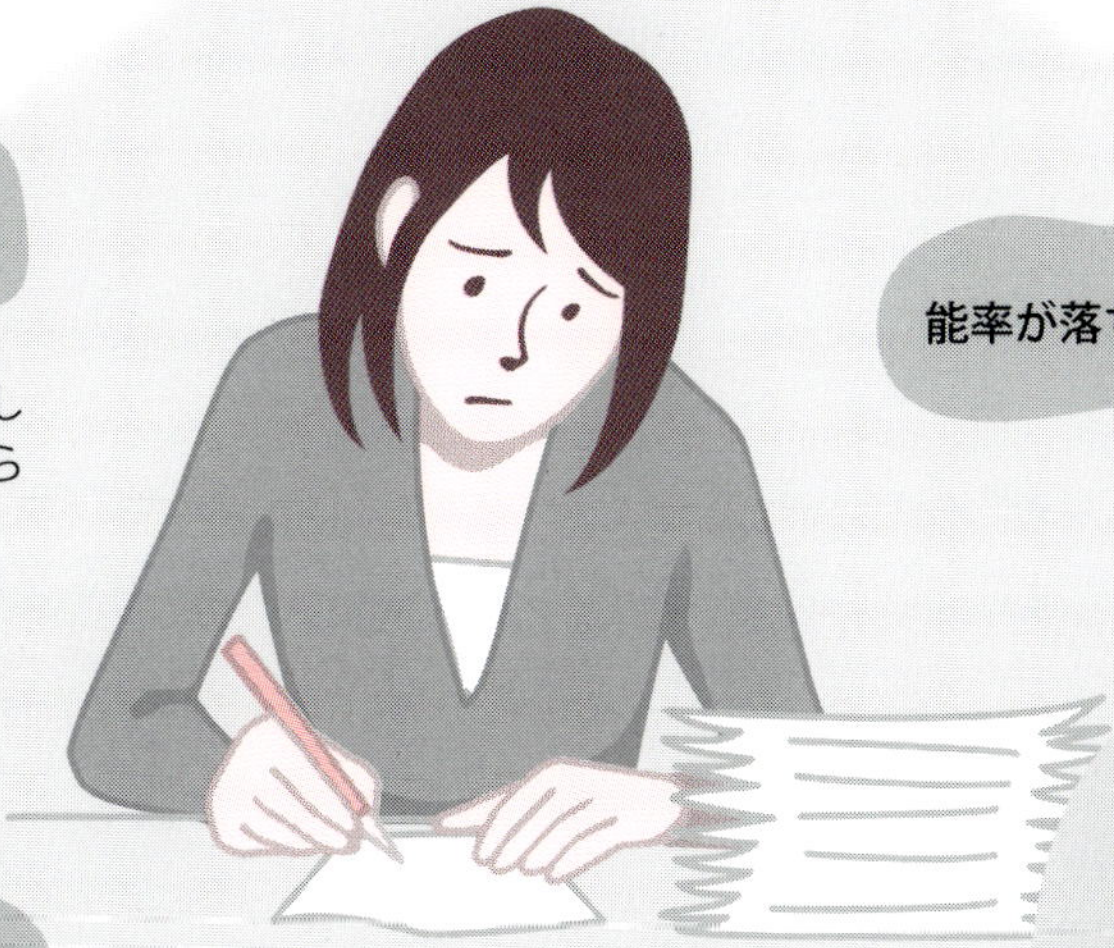

判断力の低下

周囲の状況を見て何をすればよいのか判断するのが苦手になっている時期には、「気がきかない」と思われてしまう

体調への無理解

疲れやすいことや、しんどさをわかってもらえない

能率が落ちる

記憶力が落ち、メモをとってもすぐに忘れてしまうということが続くと、「やる気がない」と見られることも

薬や副作用への無理解

薬の服用を続けながら復帰するため、副作用による眠気がある場合には、周囲に「やる気がない」と誤解されることもある

本人は

仕事を探してハローワークに通っても、免許や資格がなかったり、ブランクが長いとなかなかうまくいきません。周囲に「まだなの？」と聞かれると、つらい思いをします。

メリットがあります。また、症状に合わせた支援を受けることで、仕事を長く続けやすくなります。

けれど、無理解による差別や偏見に苦しむのではないかという不安も生まれます。

一方、クローズド*のままでいると差別や偏見の不安は少なくなりますが、仕事のノルマ達成などで不都合を感じることがしばしばあるようです。病気のことを周囲に知らせないで就職したものの、「最初はクローズドで就職したが、やはりちょっとした言葉に傷つきやすくなったため、次からはオープンにして就職することを目指した」という人もいます。

***オープン**……病気について周囲に明らかにしている状態のこと。

***クローズド**……病気のことを周囲に告げない状態のこと。

このひと言がつらい①

周囲の何気ないひと言に傷つく

家族が、本人に対してつらい言葉を口にしてしまう背景には、「病気や薬、症状の理解不足」「家族自身も気持ちに余裕がなく、不安定になりやすいこと」などがあります。

つらかったこのひと言

本人がつらいと感じる言葉の背景には、周囲が本人の状況や病気を理解していないことがあります。また、家族が自分の責任だと感じて「何とかしなければ」と思いつめたり、症状を自分たちへのあてつけと感じるなど、気持ちが不安定になっている場合もあります。

薬ばかりに頼らないで気持ちをしっかりしなきゃ！

薬の副作用で寝てばかりいるようになったのを心配した家族は、薬に対して否定的となり、始終「薬に頼ってばかりではいけない」「気持ちを前向きにもてば治るのでは」と言うようになった

病気を手柄のように言わないで！

家族内に病人が出て人手不足となり、いろいろ頼まれるようになった。しかし、自分自身もつらく、「自分も病気なのに」と言ったところ、このように言い返された。そんなつもりはなかったのに、やるせない気持ちになった

あなただけじゃない、みんなつらいんだ

病気についての理解が十分でなく、説明すると「だれでもたいへんなことはある、がんばりがたりないのでは」と言われ、症状による困難を否定されてしまう

そんなに入院ばかりするなら、ずっと病院にいなさい！

病気が改善せず、入退院をくりかえしていた時期に、家族も疲れはててしまい、このように言われてしまった

あなたが「うつ」になるわけがない！

退院後、うつ状態がひどい時期に、遠方に住む家族に連絡をとったとき、以前の元気なころのイメージしかないためか、症状を否定されてしまった

本人の現状をまず受け止めて

毎日顔を合わせていると、何気ない言葉で相手を深く傷つけてしまったり、ついカッとなって言葉がきつくなることがあります。

42ページにあげた言葉には、必ずしも悪意があるわけではありません。しかし、その背景には、病気への理解不足や、家族も気持ちに余裕がなく、不安定なために、本人の状況を受け止めきれていないことがうかがえます。

あきらめよりも応援を

病気を正しく理解することと、病気だから「しかたがない」「できない」とあきらめて、決めつけることはちがいます。

心配なことがあっても、病気に巻き込まれすぎず、年齢相応に対応するほうが、本人にも家族にもプラスになります。

責めないで！

薬や病気、症状のことはすべて、適切な情報を得ることで、理解できるものです。医療機関や支援機関、書籍などから積極的に情報を得るようにしましょう。

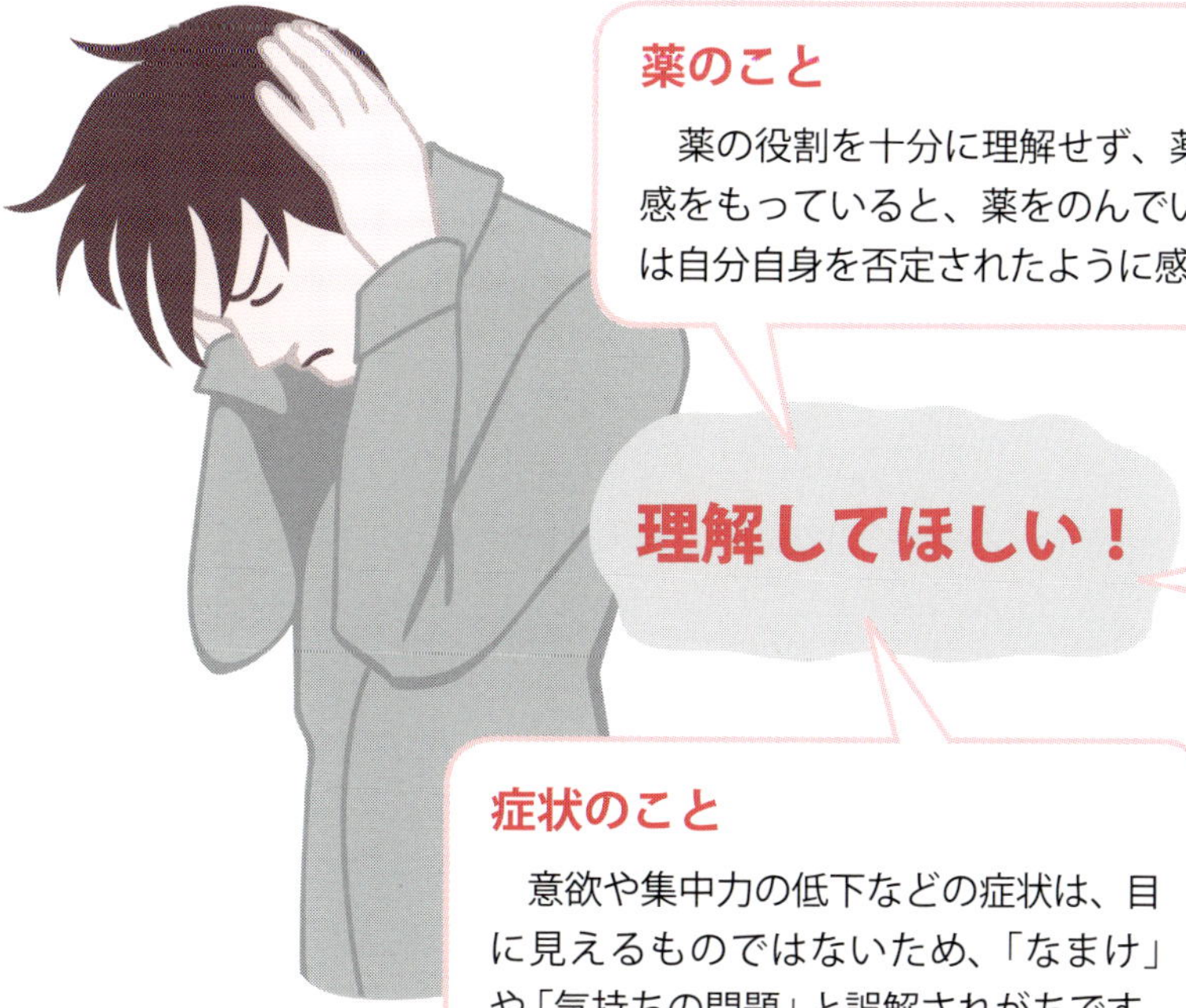

薬のこと

薬の役割を十分に理解せず、薬に不信感をもっていると、薬をのんでいる本人は自分自身を否定されたように感じます。

病気のこと

周囲が、精神科の病気に対して偏見をもち、「家の恥」「育て方の責任」などと考えていると、本人のストレスは大きくなり、受診や外出がしづらくもなります。

症状のこと

意欲や集中力の低下などの症状は、目に見えるものではないため、「なまけ」や「気持ちの問題」と誤解されがちです。

認められないのは
つらいこと

このひと言がつらい②

「気晴らし」をする気力すらない

コミュニケーションは本来むずかしいもの。すれちがいを恐れるよりも、相手に伝えたい、相手をわかりたいという気持ちを大切にしてください。

善意でも傷つく場合も

励ましが、「しょせん、わかってもらえない」「理解していない」と受けとられることもあります。

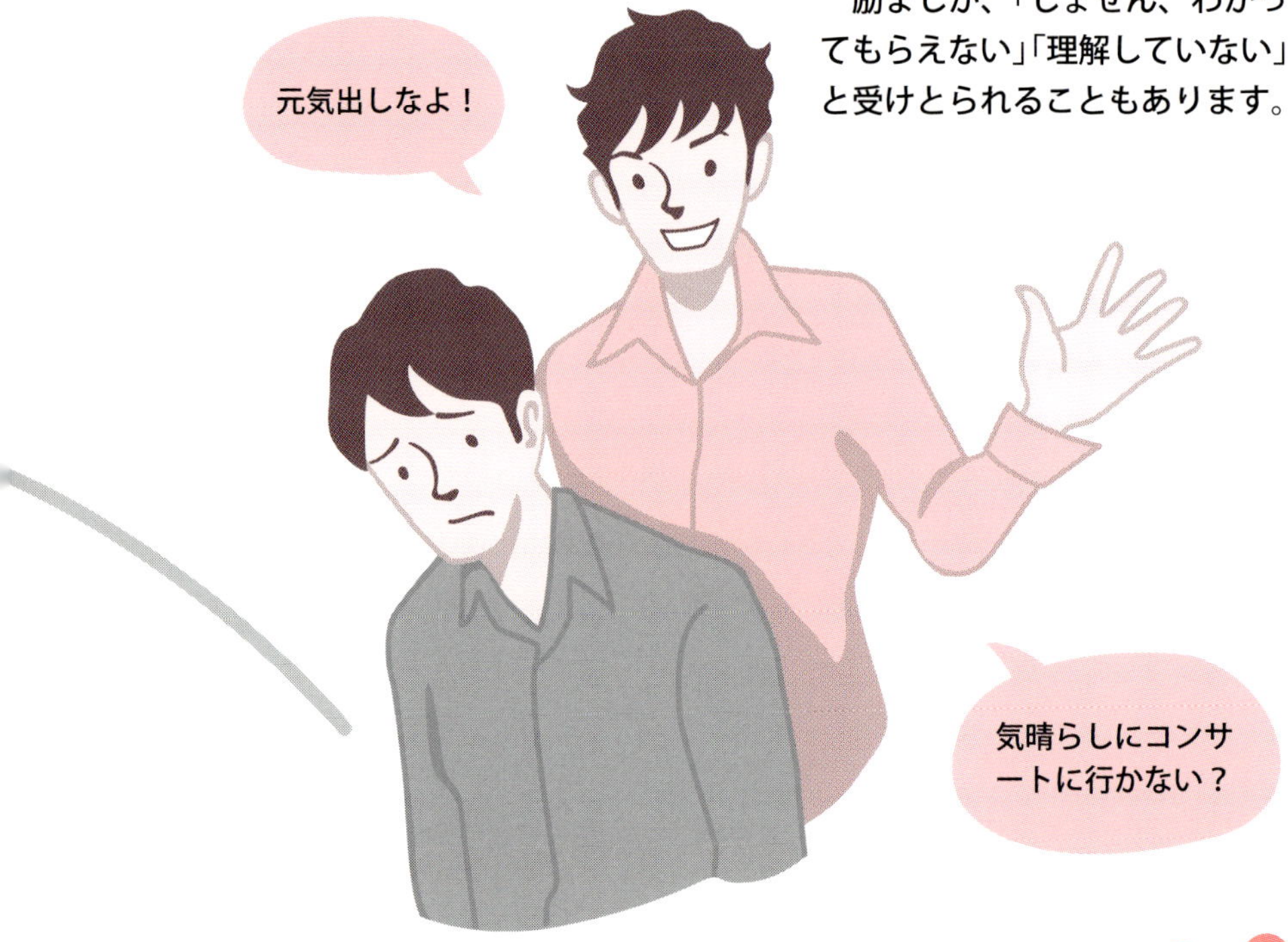
元気出しなよ！
気晴らしにコンサートに行かない？

本人は

元気を出したくても、出ないことをつらいと感じます。

本人は

気の持ちようで何とかなると思われているのか、と落ち込みます。

周囲の人は、今はまだ無理なんだと気づいたら、「ごめんね。今は元気が出ないことがつらいんだよね」「今は無理だってことを忘れちゃってたよ。行きたくなったら声をかけてね」などのフォローをしましょう。

伝えないとわからない場合もある

すれちがいを感じたときに原因をふりかえると、「これからはどうすればよいか」がわかる場合があります。

ふりかえる

どうしてあんなことを言ったんだろう?

相手がなぜそのようなことを言ったのか、今までのやりとりをふりかえってみます。

気づく

伝えていなかったことがある!

相手に伝えていなかったことなど、すれちがいの原因が見えてくることがあります。

本人の体験談

友人の言葉にショックを受けたが…

退院後、福祉作業所を利用していましたが、少しがんばりすぎたためか体調を崩して、作業所に通えなくなってしまいました。自宅で療養し、半年後、ようやく作業所に復帰したところ、仲間に「作業所でイベントをやるから手伝ってくれない?」と言われたのです。

やっと回復したばかりだった私は、その気軽な様子にショックを受けましたが、一方で、自分のことをわかってくれていたはずの仲間が、なぜそのように言ったのか疑問に感じました。

すると、そもそも、自分が体調を崩したことを伝えていなかったと気づきました。言いにくくても自分から伝えなくてはと思いました。

いきちがいはしばしば起こる

「やればできるよ」「元気出してよ」など、気軽な励ましとしていった言葉が、時として相手に「軽く扱われた」と受け止められてしまうことがあります。

また、「察してほしい」「わかってもらいたい」と思っていても、自分の望んでいることや配慮してもらいたいことを伝えていなければ、相手が知らず知らずのうちに傷つけるようなことを言ってしまうこともあるかもしれません。

「伝えたい」「わかりたい」を大切に

必要なのは、相手とのコミュニケーションを大切にしたいという気持ちを維持すること。たとえいきちがいが生じても、「伝えたいことがある」「わかろうとする意志がある」とおたがいに伝え合えると、いきちがいは解消していきます。

このひと言がつらい③

「どうしたの？」に答えられない

いつもとちがう状況にいるときに、自分の気持ちを的確に表現するのはむずかしいものです。けれど、むずかしいからこそ、受け止められたときの喜びも大きいのです。

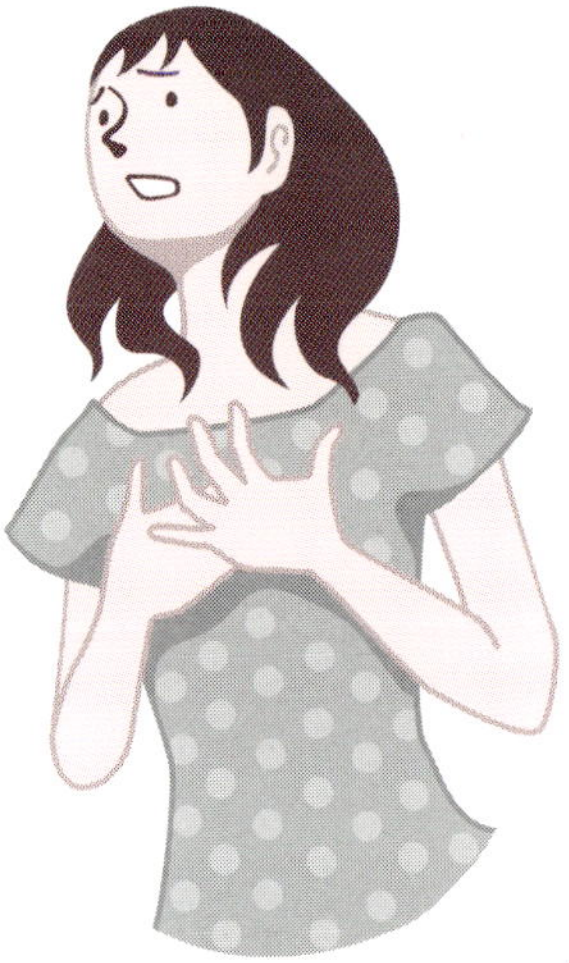

自分の気持ちの整理がつかない

急性期や消耗期には、考えを言葉にまとめたり話したりするのがふだんより苦手になります。

急性期には

考えがなかなかまとまらない

気分が張りつめ、動揺しているので、論理的に考えをまとめるのが苦手になる

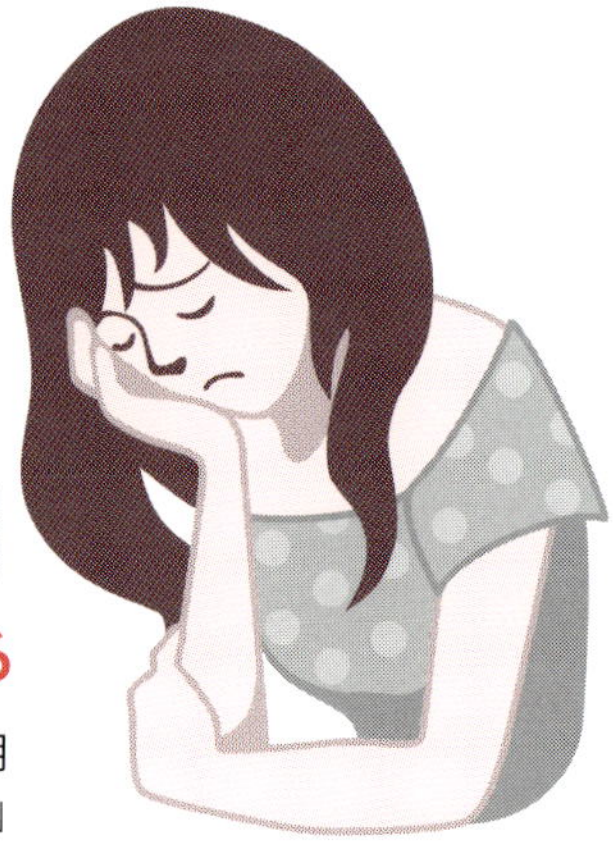

消耗期には

気力が低下する

考えたり、それを表明したりする「やる気」が起こらない

本人は

病気の症状でとてもつらいときには、ふつうの生活や会話も大変です。周囲の人がおかしいと感じているのに、「気持ちの問題」と軽く扱おうとしているのがわかると傷つきます。

大変だからこそ伝えたい、わかってほしい

医師の診察の際に、「どうしました？」と聞かれ、とっさに何も伝えられないことがあります。

医師との診察にかぎらず、「どうしたの？」と聞かれる場面は少なくありません。しかし、とくに発症直後には、症状もあり、言葉で説明するのがむずかしいことがあります。「どうしたの？」と聞かれて、的確に答えるのは、そもそも誰にとっても、むずかしいことなのです。

それだけに、自分の気持ちや病気のことを話したときに、ねばり強く聞いてもらい、受け止められたと感じたときの安心感は大きいものです。

言葉にできたときはこんな反応がうれしい

自分の気持ちや病気について周囲の人に話したときに、どのような反応がうれしいかをまとめました。

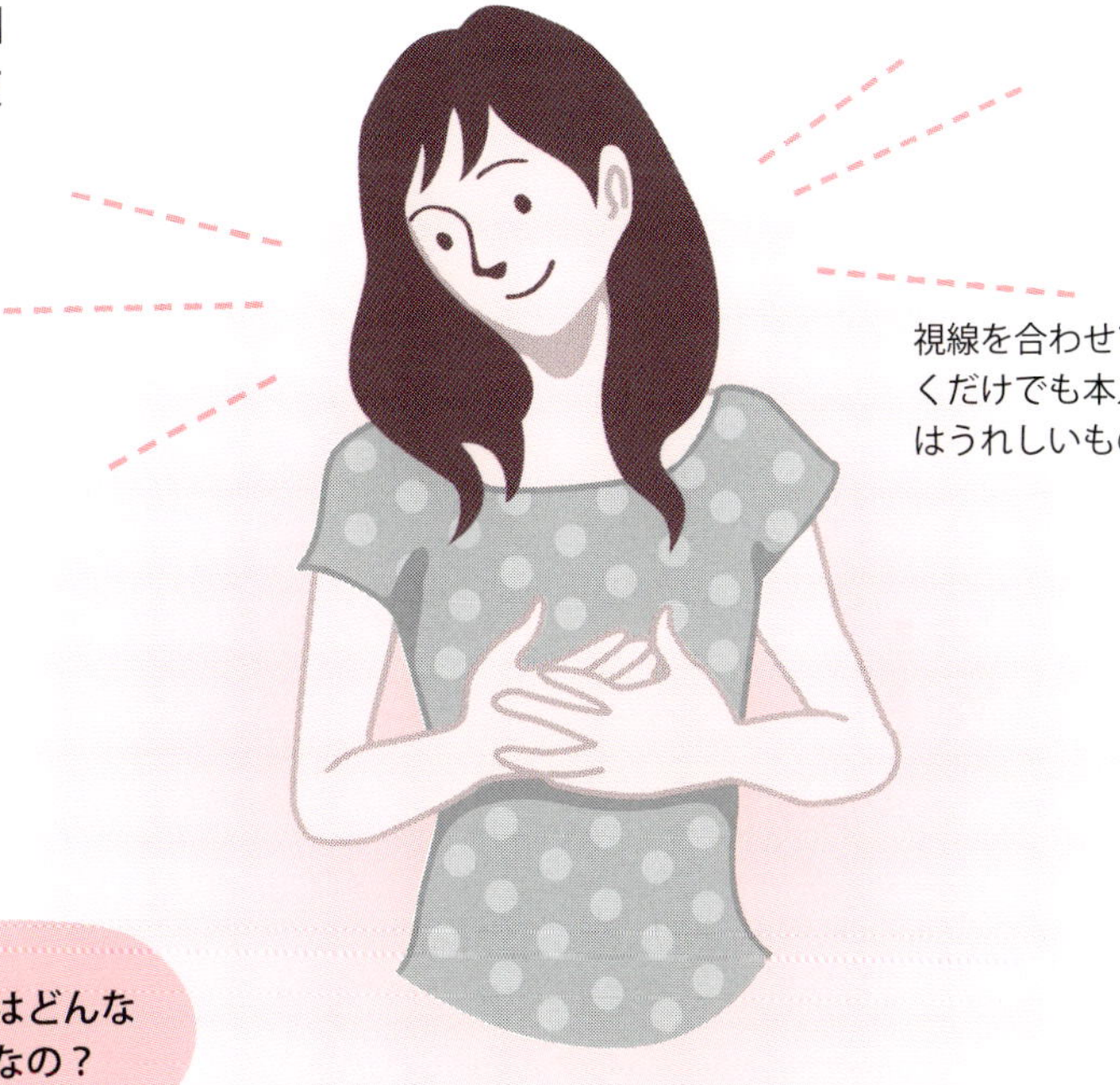

視線を合わせて聞くだけでも本人にはうれしいもの

病気のことや、自分の経過を話したときに、しっかり聞いた、受けとったと言葉や態度ではっきり示されると、安心できる

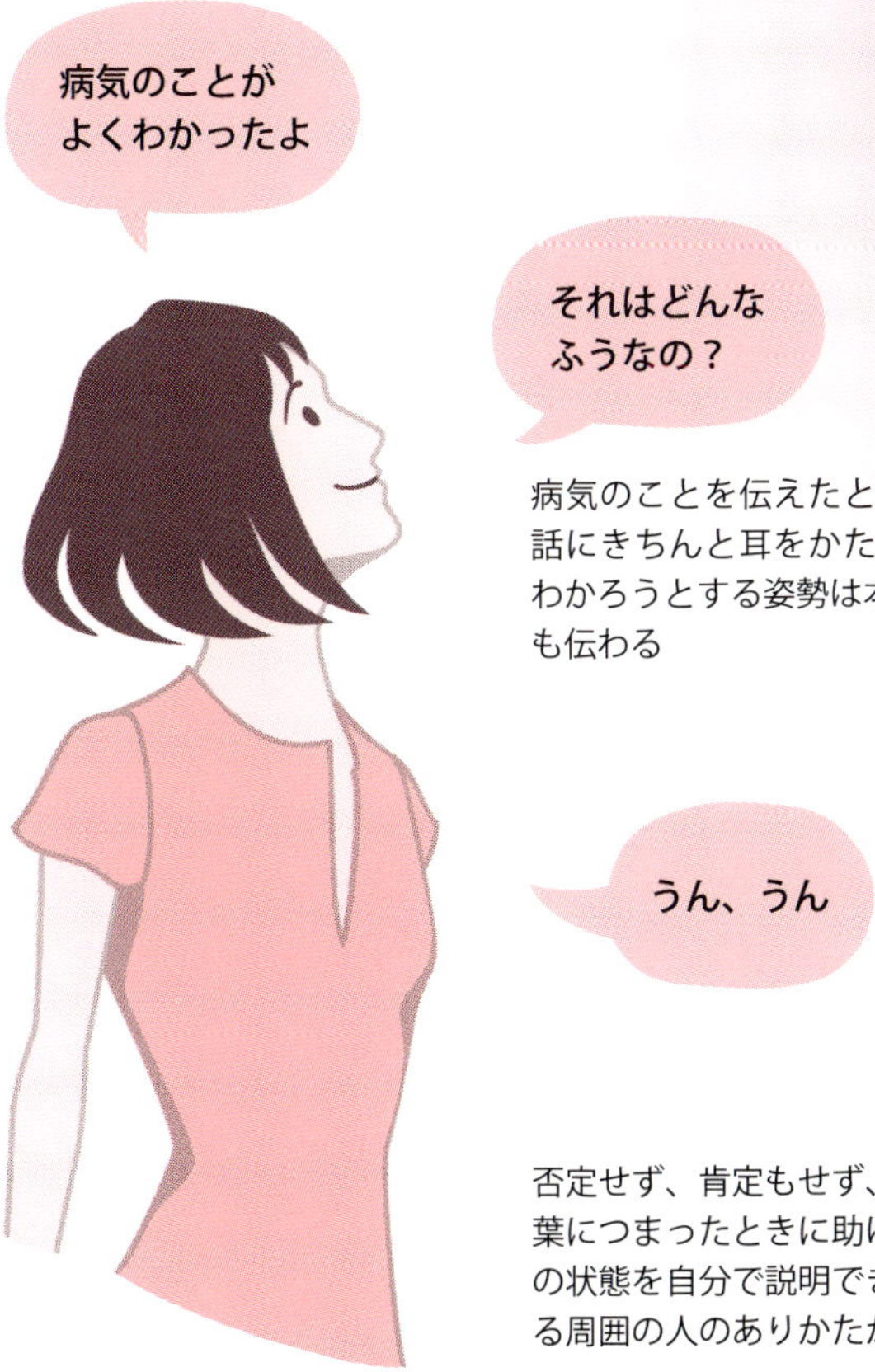
病気のことがよくわかったよ
それはどんなふうなの？
うん、うん

病気のことを伝えたときに、話にきちんと耳をかたむけ、わかろうとする姿勢は本人にも伝わる

本人は

「よくわかったよ」とはっきりと返事をされたり、あなたのことがもっと知りたいということが言葉や態度で示されると、うれしく感じるものです。

否定せず、肯定もせず、ただじっくりと聞き、言葉につまったときに助け船を出すなど、病気や今の状態を自分で説明できるようになることを助ける周囲の人のありかたが、本人の支えになる

Column

「リカバリー」について知ろう

病気が人生を決めるわけではない

英語の「リカバリー」には、「回復」「改善」などの意味がありますが、近年、アメリカなどでは「リカバリー」は単に病気や障害が「治る」ことよりも、もう少し広い意味で使われるようになっています。日本でも、その考え方が受け入れられるようになってきています。

病気の部分に注目し、「治る」ことだけをゴールととらえると、思うように回復が進まないときにはいらだち、あたかも自分の人生が決まってしまったかのように感じてしまいます。「精神病や障害があるから無理ではないか」と自分自身を「病気」の枠の中に封じ込め、自分らしく生きることがむずかしくなってしまいます。

自分で自分らしく生きることを決める

一方、リカバリーとは、「自分らしく生きていくことを取り戻す過程」そのものを指します。自分にとって、大切なこと、価値のあることが人によってちがうように、「リカバリーとは何か」は、人によって異なります。一〇〇人いたら、一〇〇通りのリカバリーがあるといっても過言ではありません。

たとえ病気や障害があっても、周囲のサポートを受け、薬を使いつつ、自分らしく元気に生きる。そのために必要なことを「患者」としてではなく、「一人の人間」として選びとっていく。そして自分らしく、意味のある人生を送る。その道のりのすべてが、リカバリーなのです。

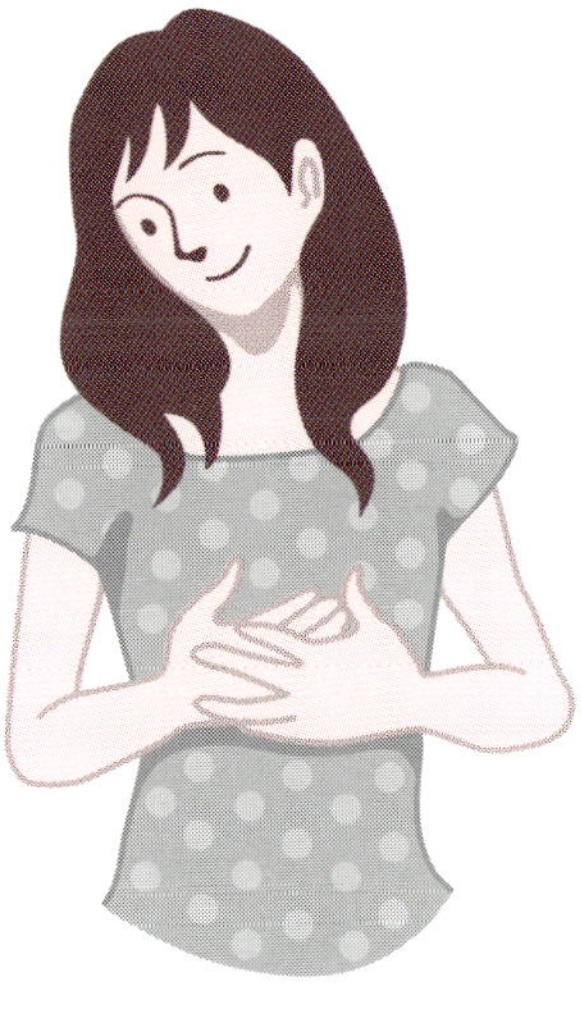

3 家族のこころ

心配が大きく戸惑うばかり

とつぜん病気に直面した家族は、心配する気持ちと、信じたくない気持ちが入り乱れて混乱し、病気をなかなか受け止められません。知識や情報を得たり、同じ経験をもつ仲間と話したりすることで、徐々に向き合えるようになります。

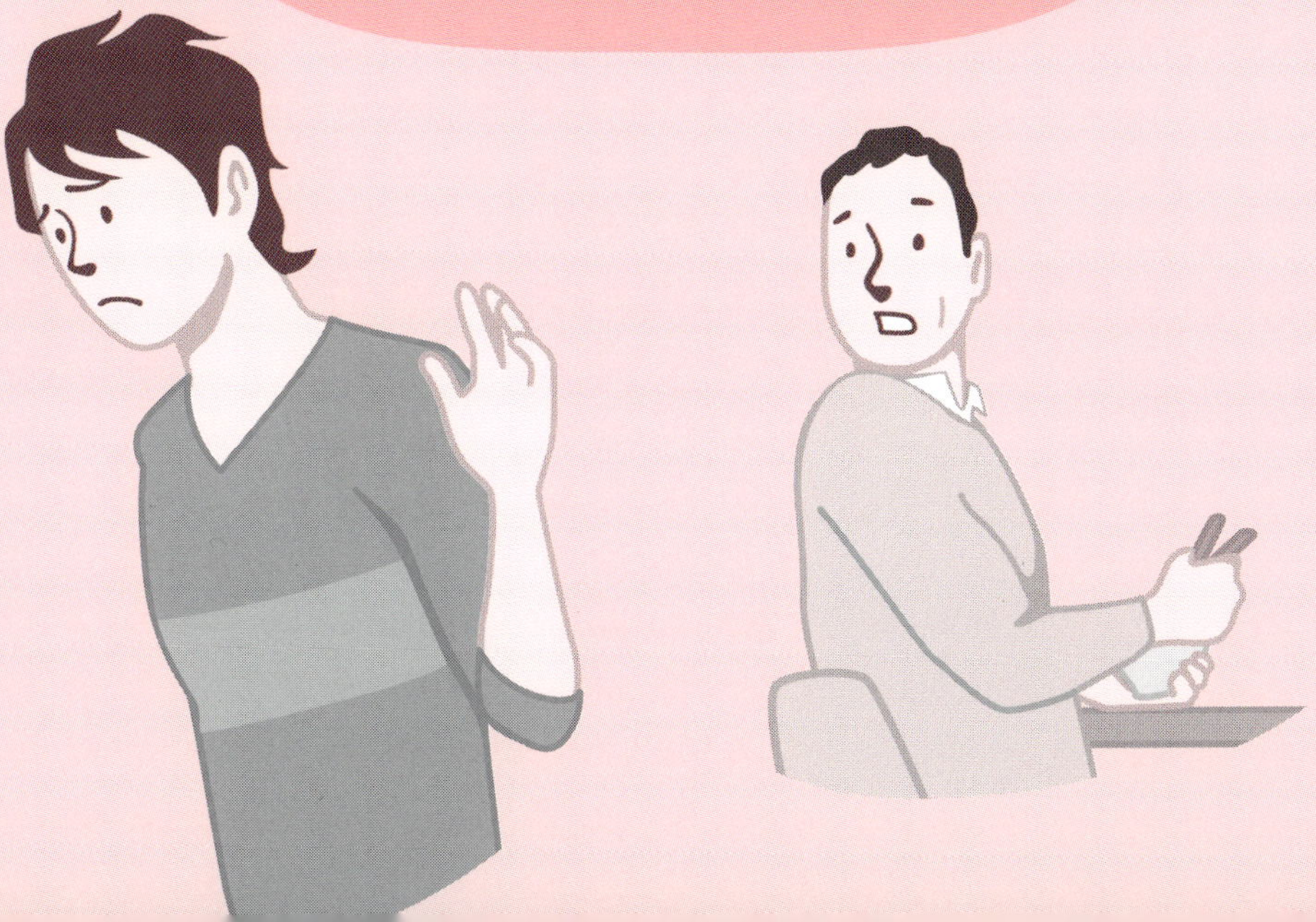

家族の接しかたが本人の状態に深くかかわる

統合失調症の人の再発率と、本人と家族の間のコミュニケーションの質には、深い関係があることがわかりました。家族の接しかたは、病気の経過に強い影響をおよぼしているのです。

ふだんの生活での感情の表れ（感情表出）が再発率に影響する

退院後、９ヵ月たった時点での再発率をくらべた研究があります。本人に対して「批判的な言動」と「情緒的に巻き込まれている言動」を多くとっている家族（高 EE）と、そうした態度が少ない家族（低 EE）とでは、再発率に約４倍近い差が生じています。なお、この研究では、退院後の薬の服用の状態についても調べています。低 EE、高 EE、いずれの場合も、薬をきちんとのんでいるほうが、再発を抑えられるという結果が明らかになっています。

低 EE の場合の再発率	13%

再発しにくい接しかた

- **ほどほどの距離がある**
- **批判的にならない**
  今は変えることができない行動もあることを認め、受け入れている
- **抱え込みすぎない**
  本人の力を認め、まかせられるものはまかせる。なんとかなる、と楽観的になる

感情の表れ＝感情表出（EE）

ふだんの生活で、本人を批判しすぎたり、心配しすぎたりする行動がどのくらい見られるかを示した指標。イライラして小言ばかり言っていたり、心配で本人のそばをはなれられない状態を「高 EE」の状態といい、逆に、おだやかであたたかい態度、落ち着いた態度を保てている状態を「低 EE」の状態という

『分裂病と家族の感情表出』金剛出版、1991 年 J. レフ, C. ヴォーレンのデータによる

大丈夫？
私たちがやって
あげるから……

自分を責める気持ちや心配しすぎから、本人ができることを認められず、過保護、過干渉になってしまう

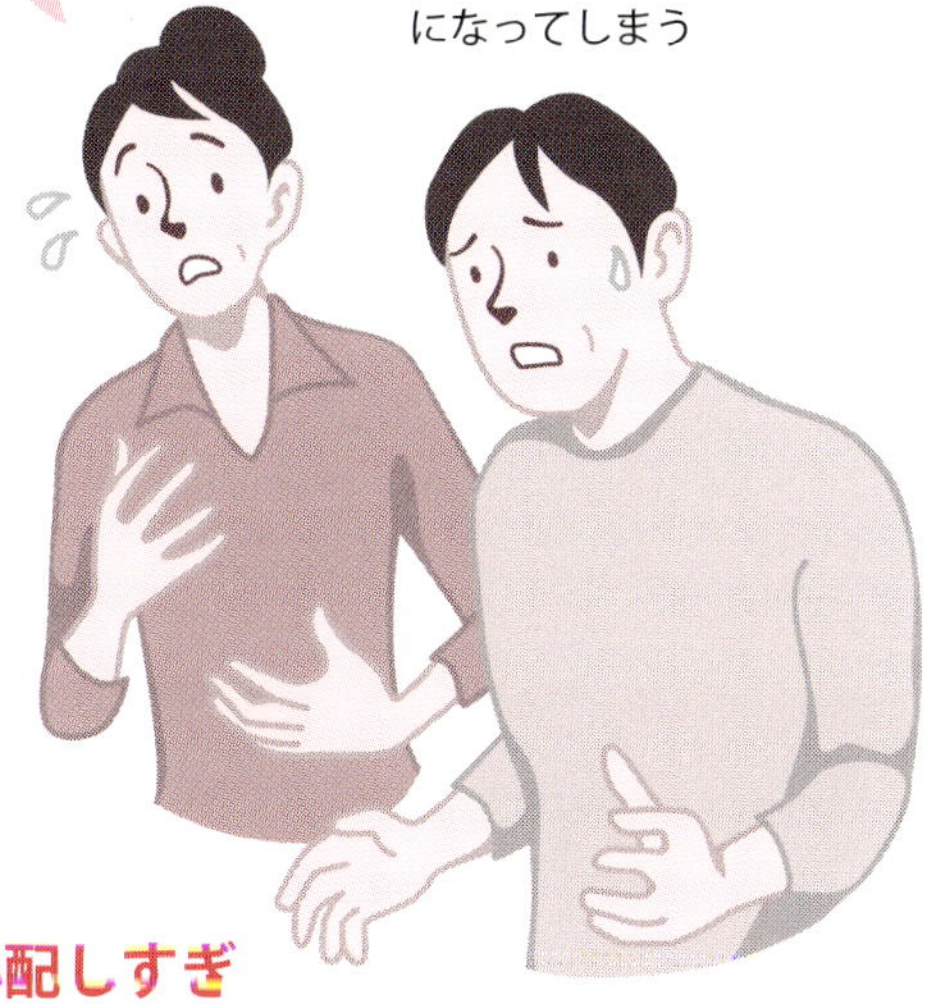

心配しすぎ
から抱え込んでしまっている

おまえなんてうちの子じゃない！

たとえば、寝てばかりいる本人を受け入れられず、「なまけもの！」など、怒りや不満をそのまま言葉にしてしまう

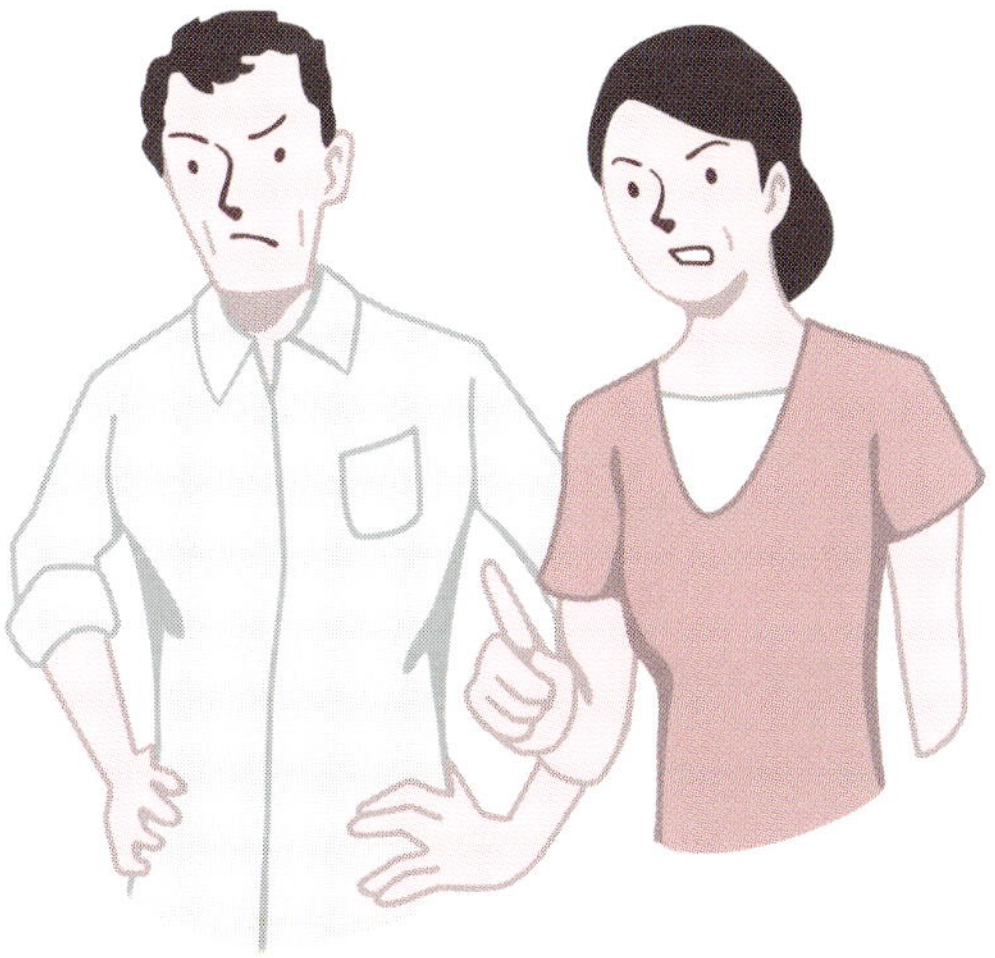

批判的な発言や強い叱責が多い

再発しやすい接しかた

高 EE の場合の再発率	51%
家族が本人と接する時間が長い（1週間に35時間以上）	再発率 69%
家族が本人と接する時間が短い（1週間に35時間未満）	再発率 28%

高 EE の状態でも、本人と家族が接する時間が長いグループ、短いグループに分けて再発率をくらべたところ、接する時間が短いほうが、再発率が低いことが研究からわかった。近すぎる距離が、ストレスになる場合もある

過去にとらわれる

「あのとき、ああしていれば」と責める

とくに発症直後には、家族は「なぜこんなことに」「あれがいけなかったのか」と思い悩みます。このような気持ちは、ほとんどの家族が経験するものなのです。

なかなか前向きになれない

発症直後や再発時に原因について思い悩み、正しい対処法や病気の知識を身につけてくると、以前の誤った接しかたを後悔したり……と、過去にとらわれ、なかなか前に進めない場合があります。

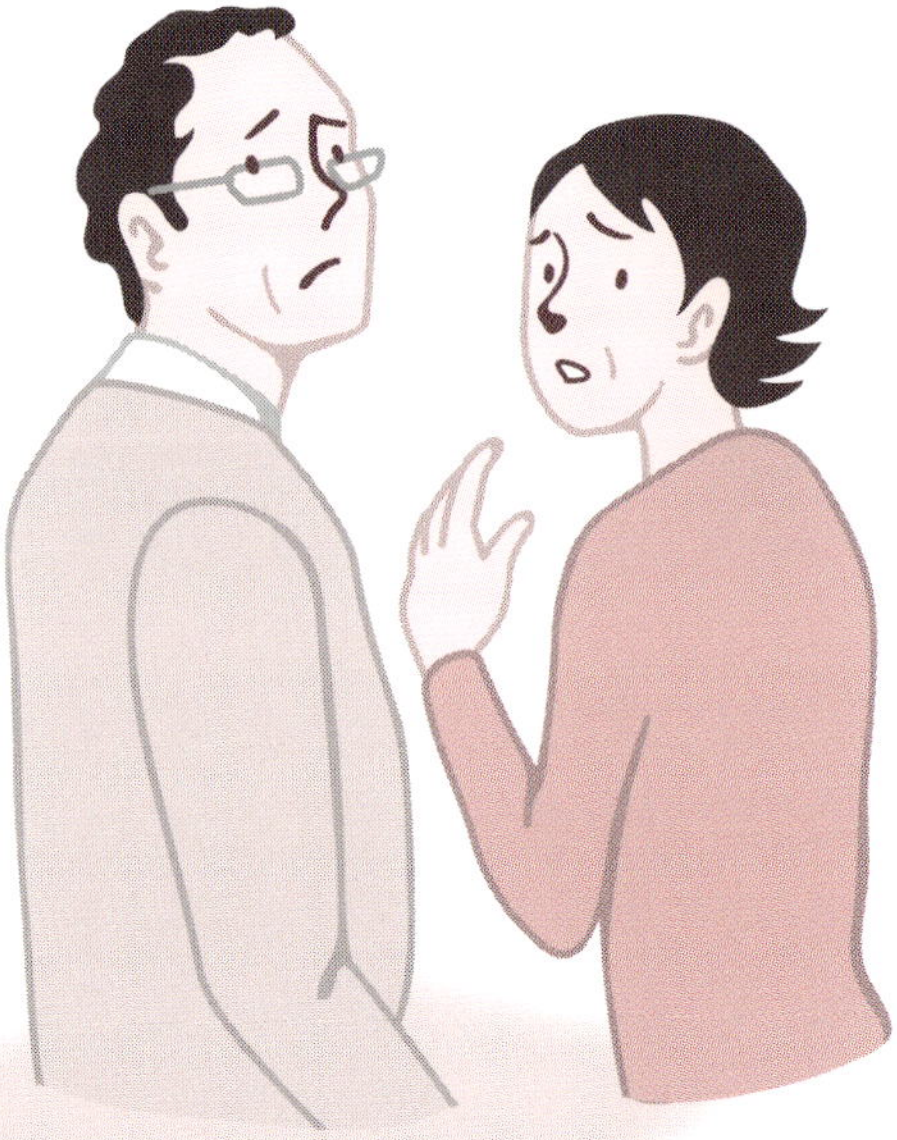

家族は過去をふりかえり、なかなか前向きになれない

家族は

病気とは気づかず、休むと責めたり、無理に外出させたりしたのは、つらかっただろうと家族は悩みがちです。あとになって気づき、〝あのときああしていれば〟と後悔にさいなまれがちです。

家族は

おかしいとは感じても、病名もわからず、治療を受けるまでに時間がかかってしまいがちです。もう少し早く対応していれば……と、悔やむことが少なくありません。

十分に対応できなかったこと

治療を始めるまでに時間がかかったり、幻聴や妄想などに、適切に対応できなかったことを悔やみがちです。「ああしていれば……」と仮定し、後悔にとらわれます。

後悔のない人はいない

統合失調症の人の家族は、しばしばまちがった対応をしたのではないかと自分を責めたり、「もしかしてあのときの自分の言動が、発症を招いたのかもしれない」と後悔の念にとらわれがちです。

また、発症直後は、本人も「なぜこんなことに」と感じています。突然のできごとに、家族も本人も、気持ちを前向きにすることができなくても当然かもしれません。

知識や理解が助けになる

最近では書籍やインターネットで、病気について適切な情報を得られます。また、家族会などで同じ体験をもつ仲間と出会い、うまく対応できる経験を積み重ねることで、徐々に病気に向き合えるようになっていくのです。

変化を見過ごしたこと

強い症状が出る前には、「不眠」「元気がない」などのサインがあります。こうした変化は、あとからふりかえると、前兆だったとわかります。この変化を見落としたと、悔やむこともありがちです。

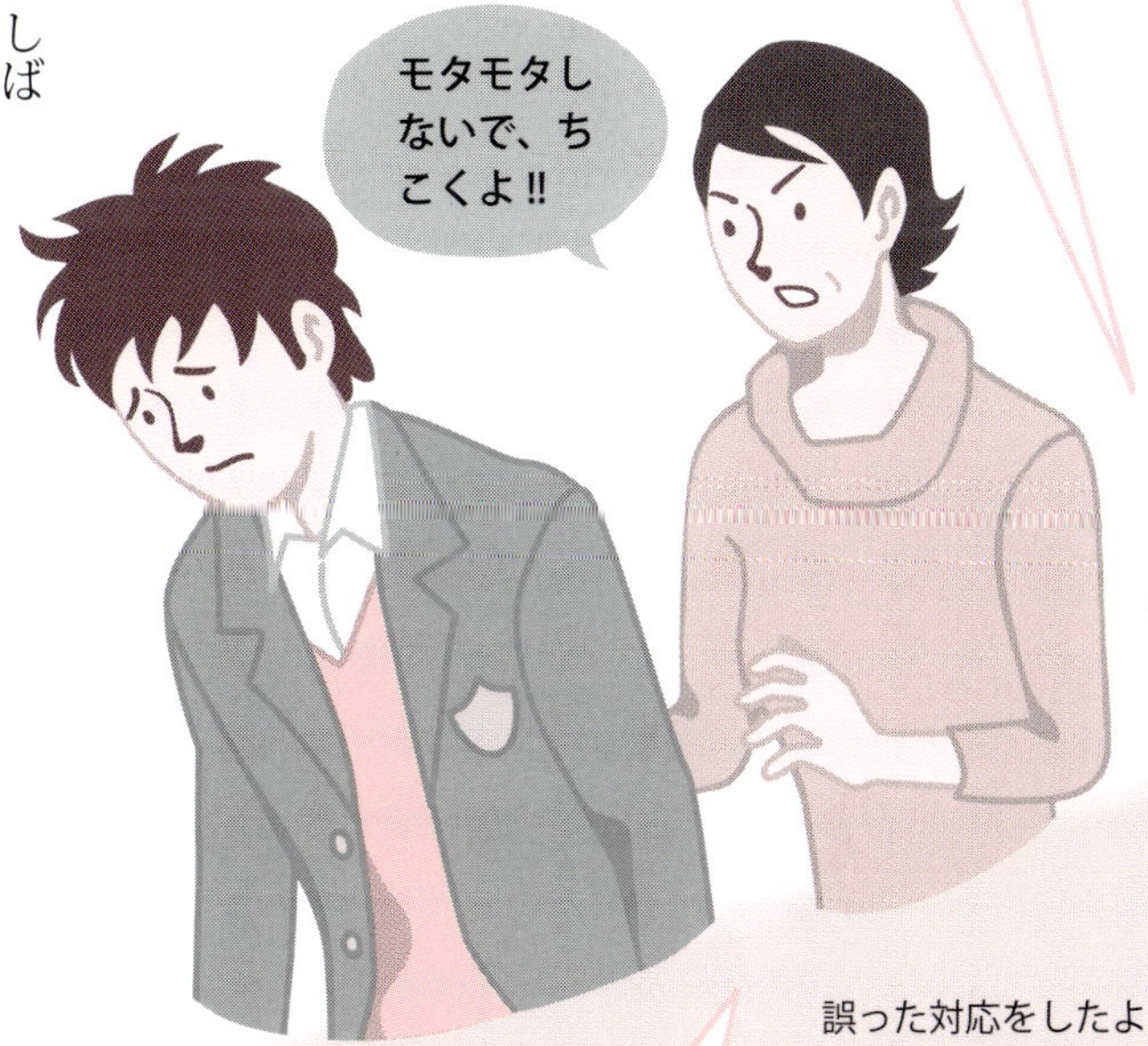

誤った対応をしたようで自分を苦しめる

しつけや育てかたを思い悩むこと

「大切に育てたのにどうしてこんなことに……」「育てかたがまちがっていたのか」など、しつけや教育に原因を求める人もいます。

統合失調症には多くの要因がかかわっていると考えられています。育てかたやしつけで起こる病気ではありません。自分たちを責めても、いい考えは出にくいものです。できるだけ気持ちを切りかえ、「これからをよくするために役立つこと」を考えていきましょう。

病気にとらわれる

「病気さえなければ」と思う

親は、子どもに「このような道を歩んでほしい」という期待をもつものです。将来の計画を変更しなければならなくなったときに、なかなか冷静に考えられません。

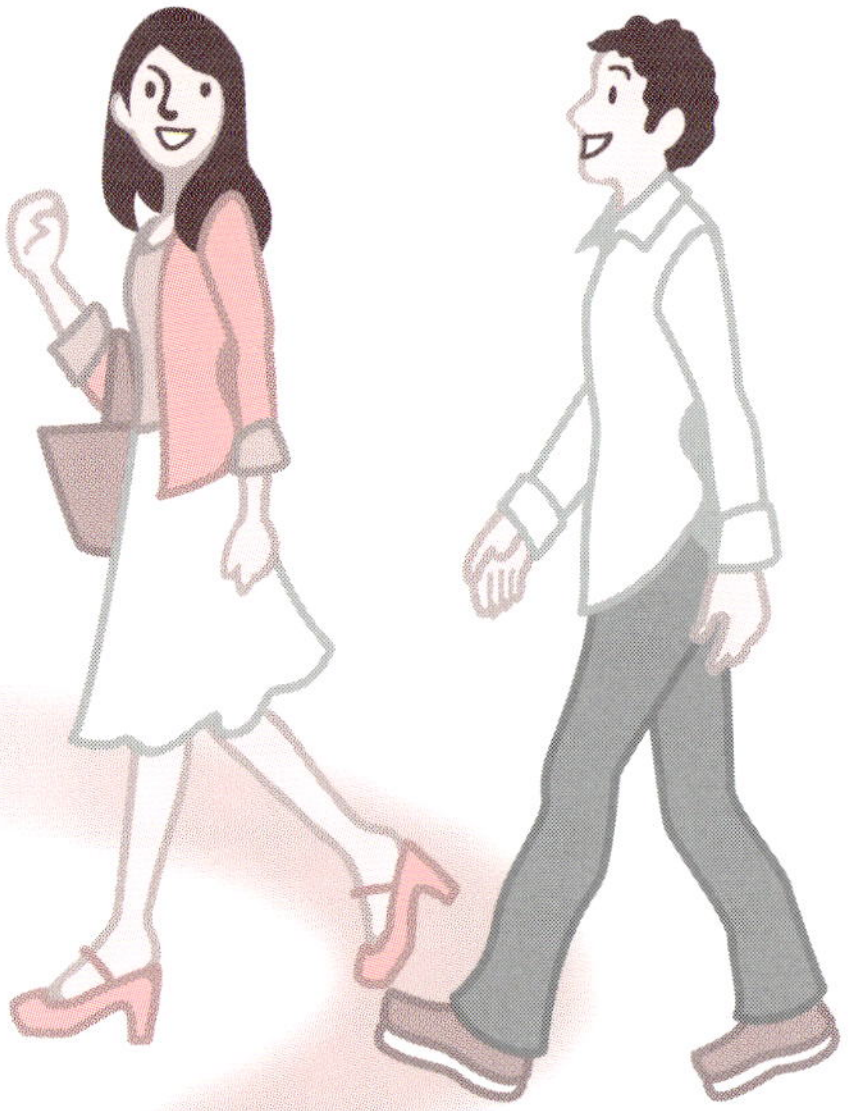

新しい進路に切りかえなければならない

思い描いていた計画を見直さなくてはならないつらさに加え、「この先どうなるかわからない」という不安が、よけいに気持ちを重くさせます。

希望を変えざるをえない子どもを思いやる気持ちと、自分がもっていた期待へのあきらめで家族もつらい思いをする

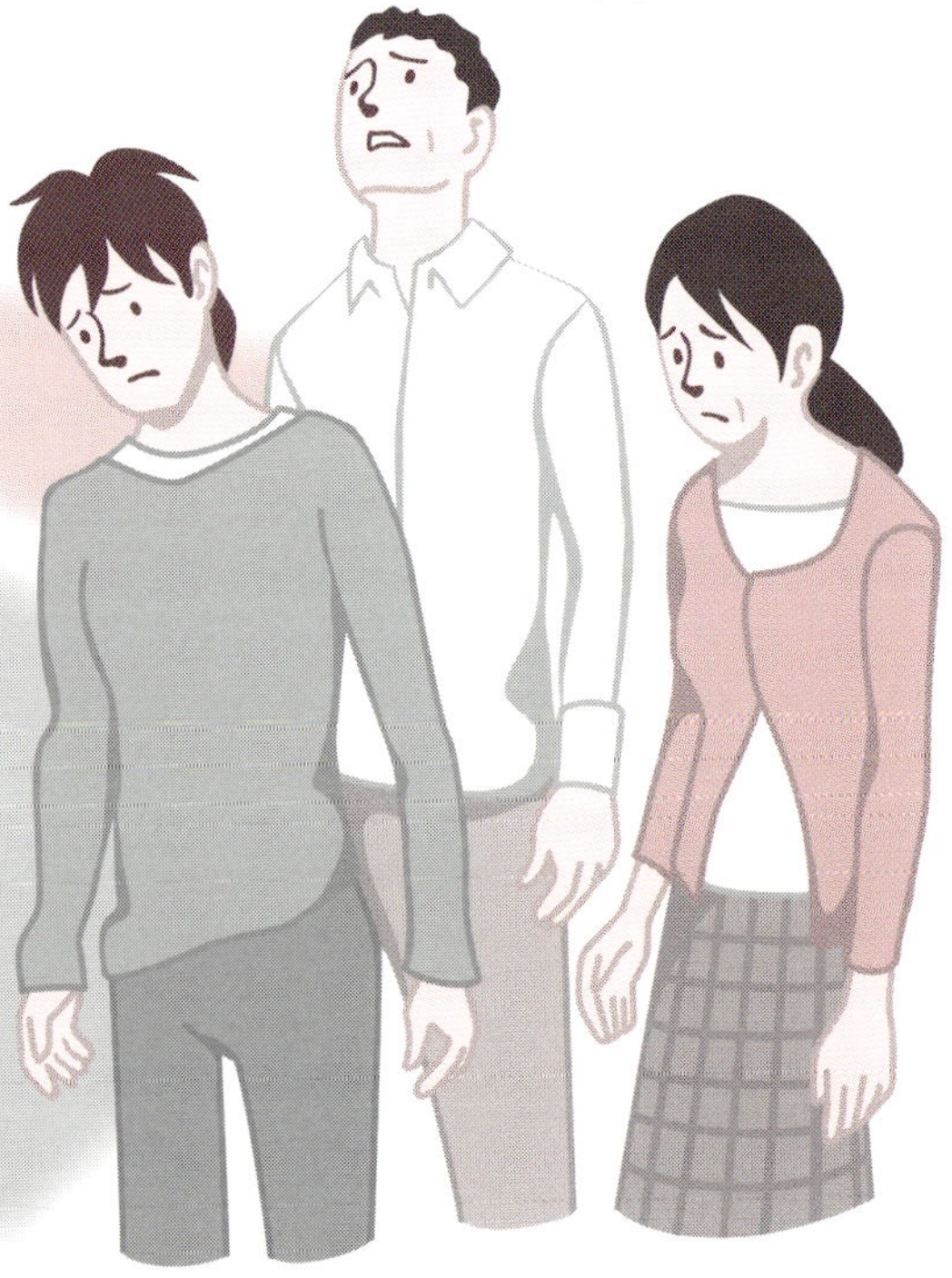

将来の展望が見えない

「この先何が得られるのか」「どこに向かって進めばよいのか」がわからないと、一歩をふみ出せません。

情報や支援が気持ちを回復させる助けになる

情報を集めたり周囲に相談すること、そしてその時間が、徐々に気持ちを回復させてくれます。

現実

いろいろな変化に直面する

症状が治まるまでの間、休学・休職など、さまざまな変更や手続きを余儀なくされます。

対処

家族だけで悩みすぎない

病気の経過や薬の効果、回復した人の情報などに触れ、冷静に考えられるようになる場合があります。自分たちだけで悩まず、周囲の支援者に相談することも、希望を回復する第一歩になりえます。

家族の体験談

「どうして」はおたがいにつらいだけ

子どもが病気になったとき、「どうしてこんなことになってしまったのか」とばかり考え、なかなか先のことを考えられませんでした。

本人も、病気のために退社しなければならず、つらい時期でした。私の言葉がよけいに子どもの心を重くし、うしろ向きにしてしまったのではないかと思います。

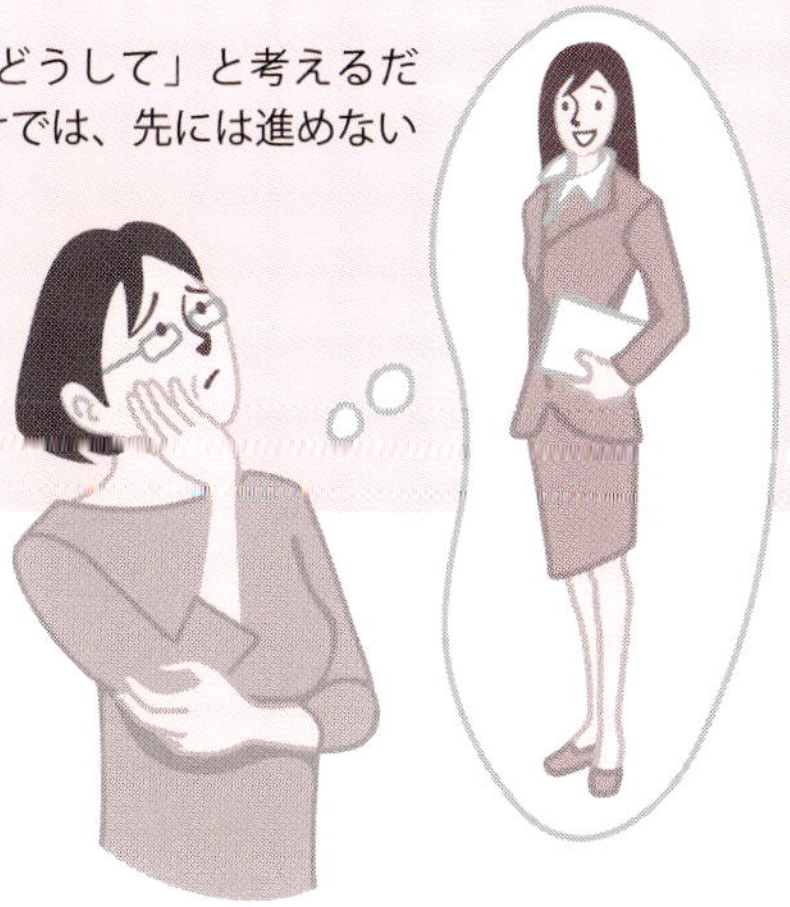
「どうして」と考えるだけでは、先には進めない

病気による変化が不安を招く

病気になると、進学や就職など、将来への希望や計画を延期したり、変更したりしなくてはなりません。これは、本人はもちろん、家族にとってもつらいことです。

発症直後には将来の展望が見えず、全員が不安にぬり込められた状態になりがちです。自分たちが立ち止まっていると思い込んでしまうと、現状を悲観的にしかとらえられなくなってしまいます。

気持ちを立て直すには時間が必要

しかし、完全に絶望という状況は、そうあることではありません。治療や支援を受けるなかで、また可能性は膨らんでいくのです。

悲観的な気持ちがいやされるためには時間が必要だということもまた、だれもが経験することのように思われます。

対応の困難なとき①

いけないと思いつつ、否定してしまう

適切な対応が本人を支えるとわかっていても、いつも完璧にできるとはかぎりません。ゆとりをもって本人と接するには、家族が自分の時間を大切にする余裕をもつことも必要です。

いつも完璧にはできない

本人を気遣う気持ちもありますが、家族にも自分の生活があります。そのはざまで、葛藤することだってあるのです。

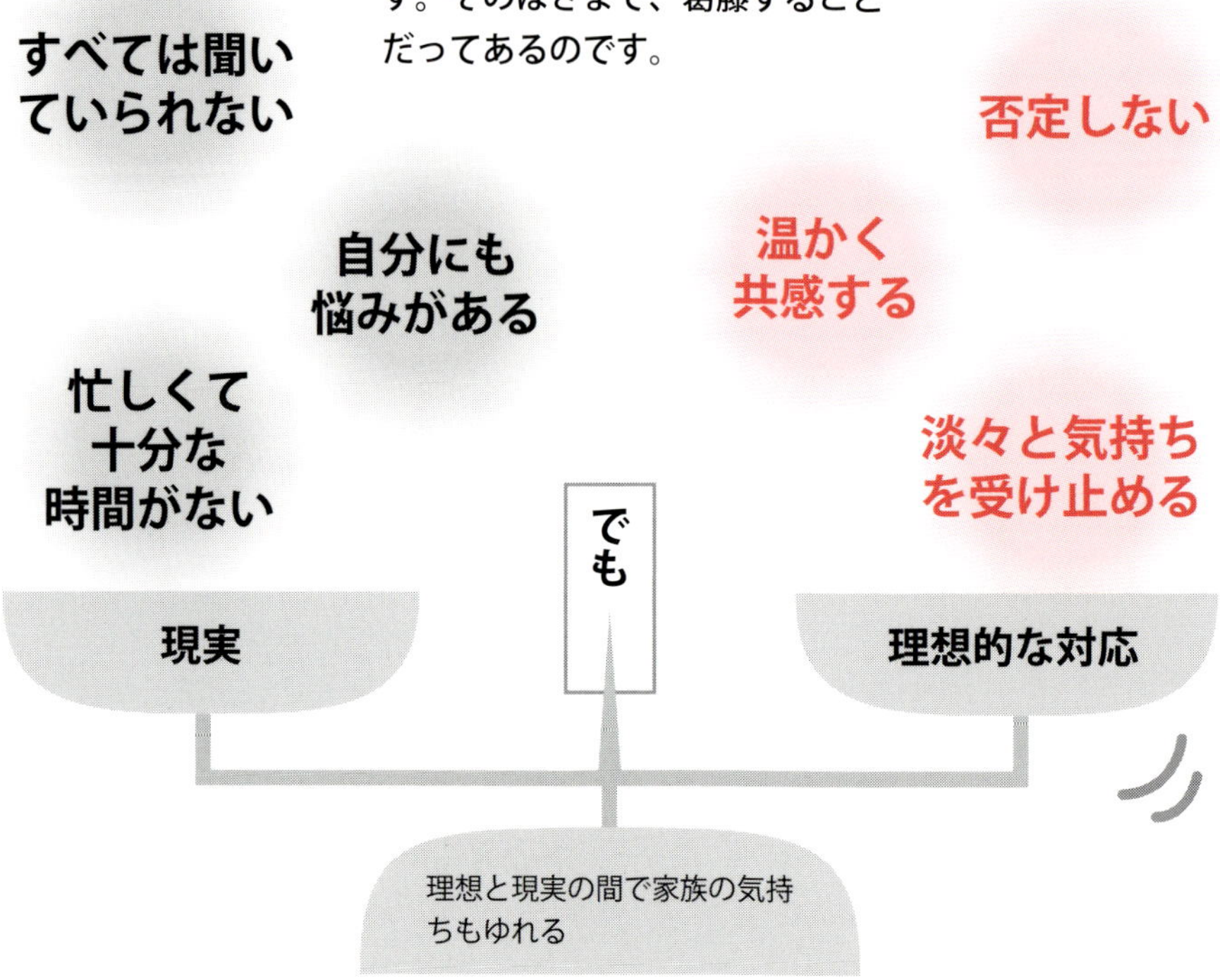

すべては聞いていられない
自分にも悩みがある
忙しくて十分な時間がない
否定しない
温かく共感する
淡々と気持ちを受け止める
でも
現実
理想的な対応
理想と現実の間で家族の気持ちもゆれる

幻聴や妄想の体験を受け止めるには

本人が妄想や幻聴をうったえるときには、まず、「あなたは……と思っているのね」と、本人の言葉を繰り返し、その世界を認めてあげましょう。そのうえで、「それは不安だね」と、共感し、本人の気持ちをくむ言葉かけができると、本人は楽になります。

妄想を否定すると、本人は不安になってしまうのです。妄想を積極的に肯定する必要はありませんが、妄想から生じる本人の不安や恐怖に目を向けてください。

自分のゆとりが対応のゆとりになる

理想的な対応法を知っていて

「ただ聞くこと」は実はむずかしい

本人が不安をうったえたり、妄想や幻聴を言いつのったりするときに、つい、「ちがうにきまってるでしょう」と責めたり、「聞きたくない」と拒否してしまうこともあります。

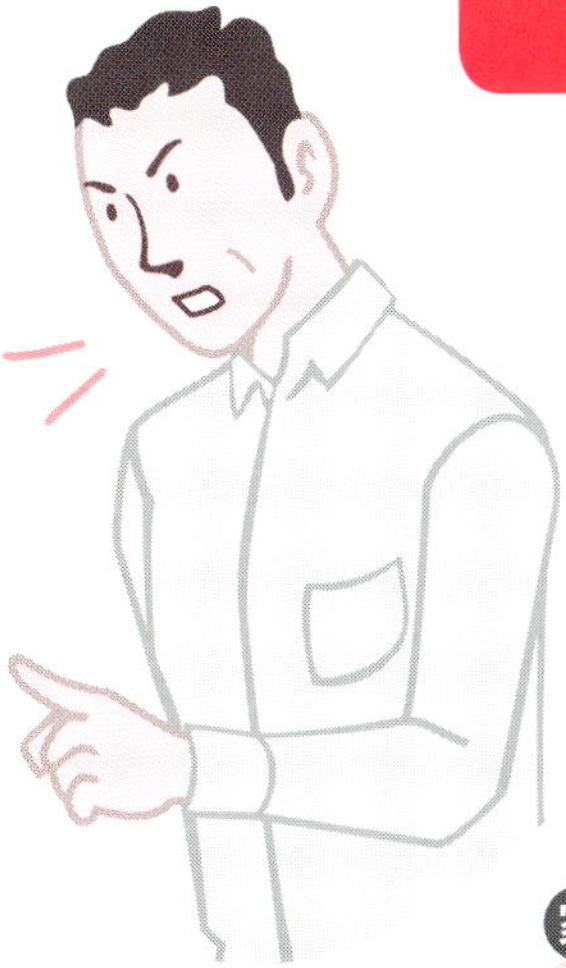

家族は

妄想を「そんなことはない」と否定しても、本人をつらくするだけです。しかし、あまりに非現実的で、人への悪意がある話を聞くのはむずかしいもの。つい、否定してしまいます。

も、ときには家族にその余裕がない場合もあります。「失敗してしまった」と思うと、それが家族にとってストレスになるものです。

しかし、家族に余裕があると、失敗は少なくなるようです。家族が自分のために休息をとることも必要です。体力や気持ちに余裕があると、「今日は失敗してしまったが、次は改善しよう」と、失敗を引きずらずにすみます。

家族の体験談

つい言い返してしまう

寝ようとしているときに話しかけられると、「やめてくれ」と強い口調で言ってしまうときがあります。寝る前の静かな時間は幻聴が起こりやすいとわかっているのですが、翌日に仕事があるときなどは、イライラしてしまいます。

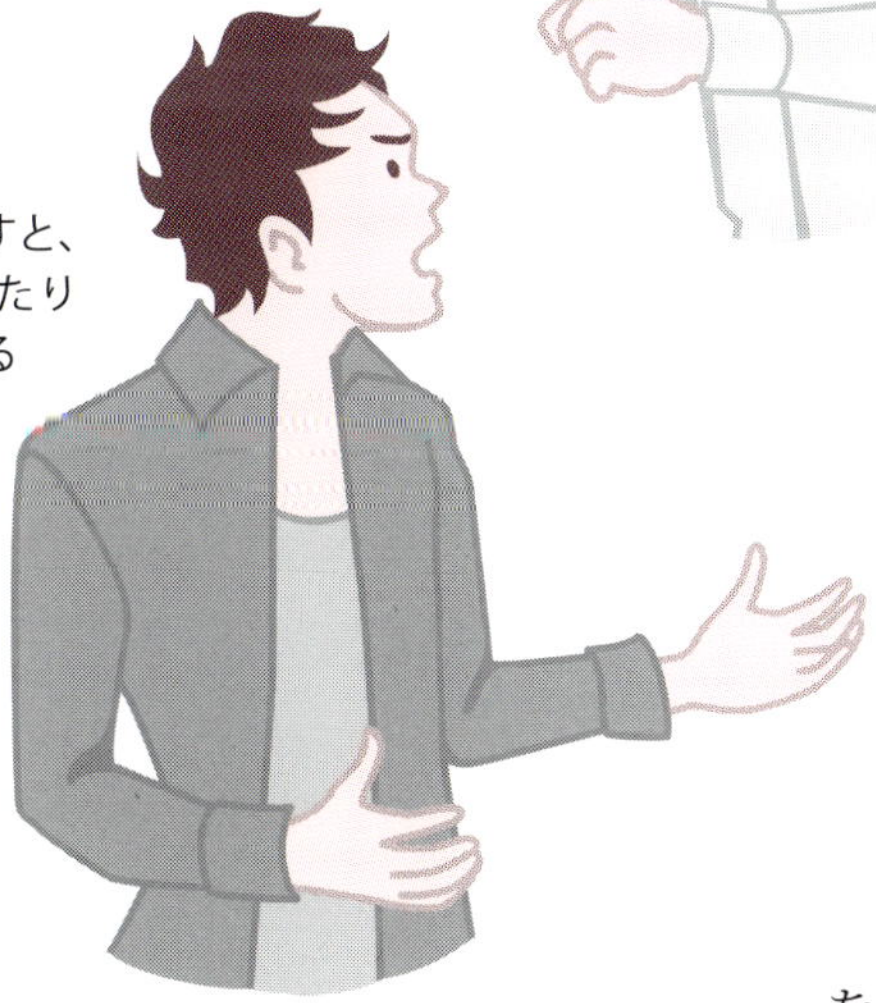

家族が言い返すと、本人は興奮したり不安を強くする

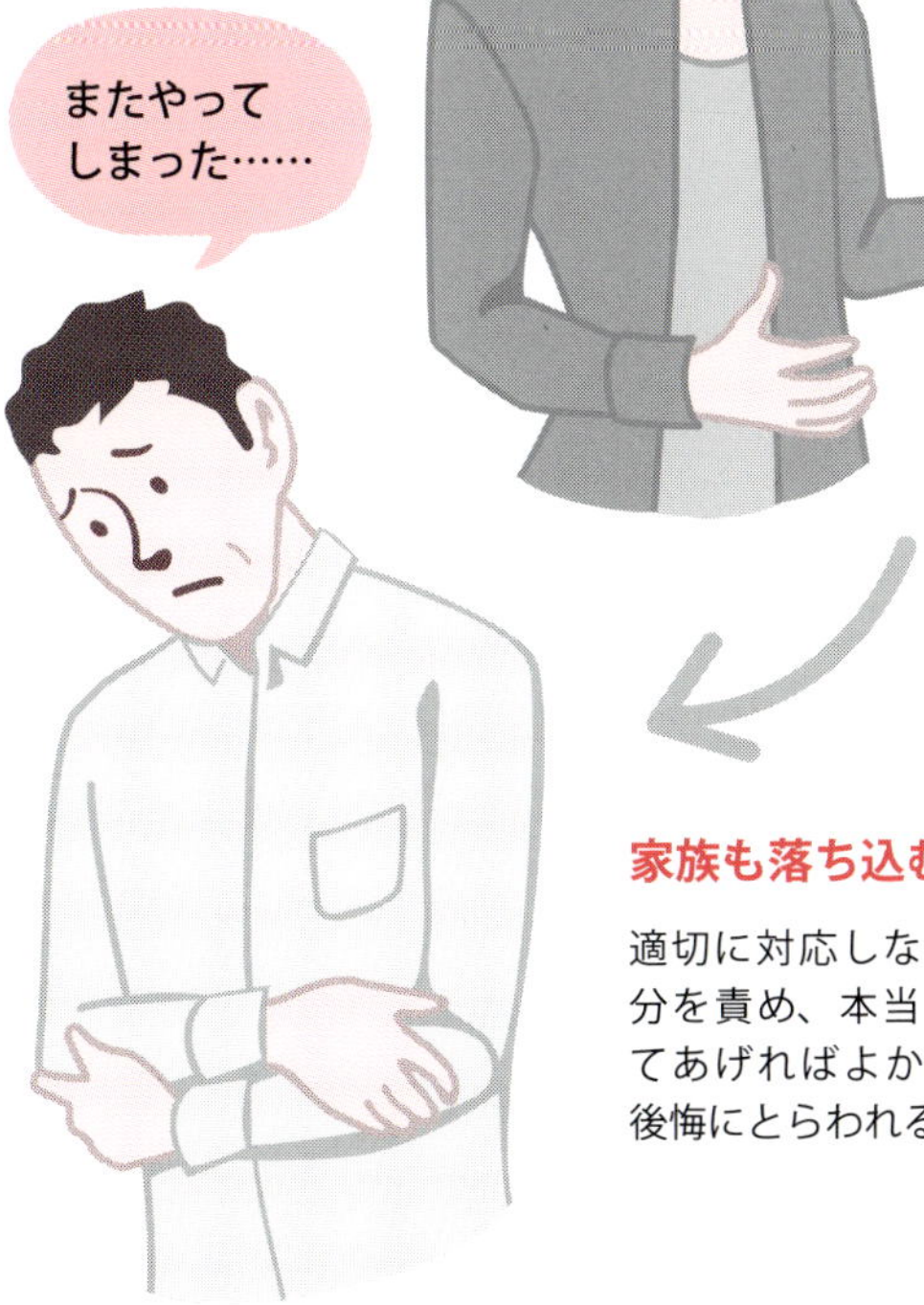

家族も落ち込む

適切に対応しなかった自分を責め、本当はこうしてあげればよかった、と後悔にとらわれる

「死」を口にしたとき、対処できない

自殺の危険があるかもしれないと感じたときは、「死にたい気持ちが強くなっているの？」と確認するとともに、「あなたに死んでほしくない」という強いメッセージを送ってください。

SOSのサインを見逃すと重大な結果を招くことも

自殺の危険があるときに、ちょっとしたすれちがいなどで、本人を無視してしまうと、実際に行動に移すなど、重大な結果を招くことがあります。「死を選ばずに、生きていればきっと可能性は開けてくるはず」という考えかたを家族も常に維持していることが大切です。

家族の体験談
子どもの言葉を聞き流してしまった

うつうつとした状態が続いて何もできない時期、数日間とくに落ち込みがひどく、子どもがふと「死んでもいい？」と言いました。しかし、私自身も悩んでいたため、つい聞き流してしまいました。その夜、子どもが大量に薬をのんで救急病院に担ぎ込む事態になりました。ほんの一瞬の気遣いのなさで、危ういところでした。

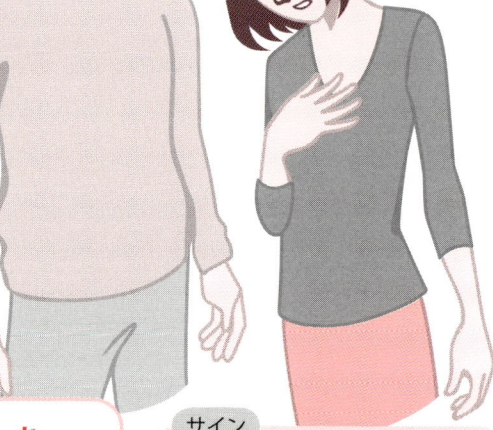

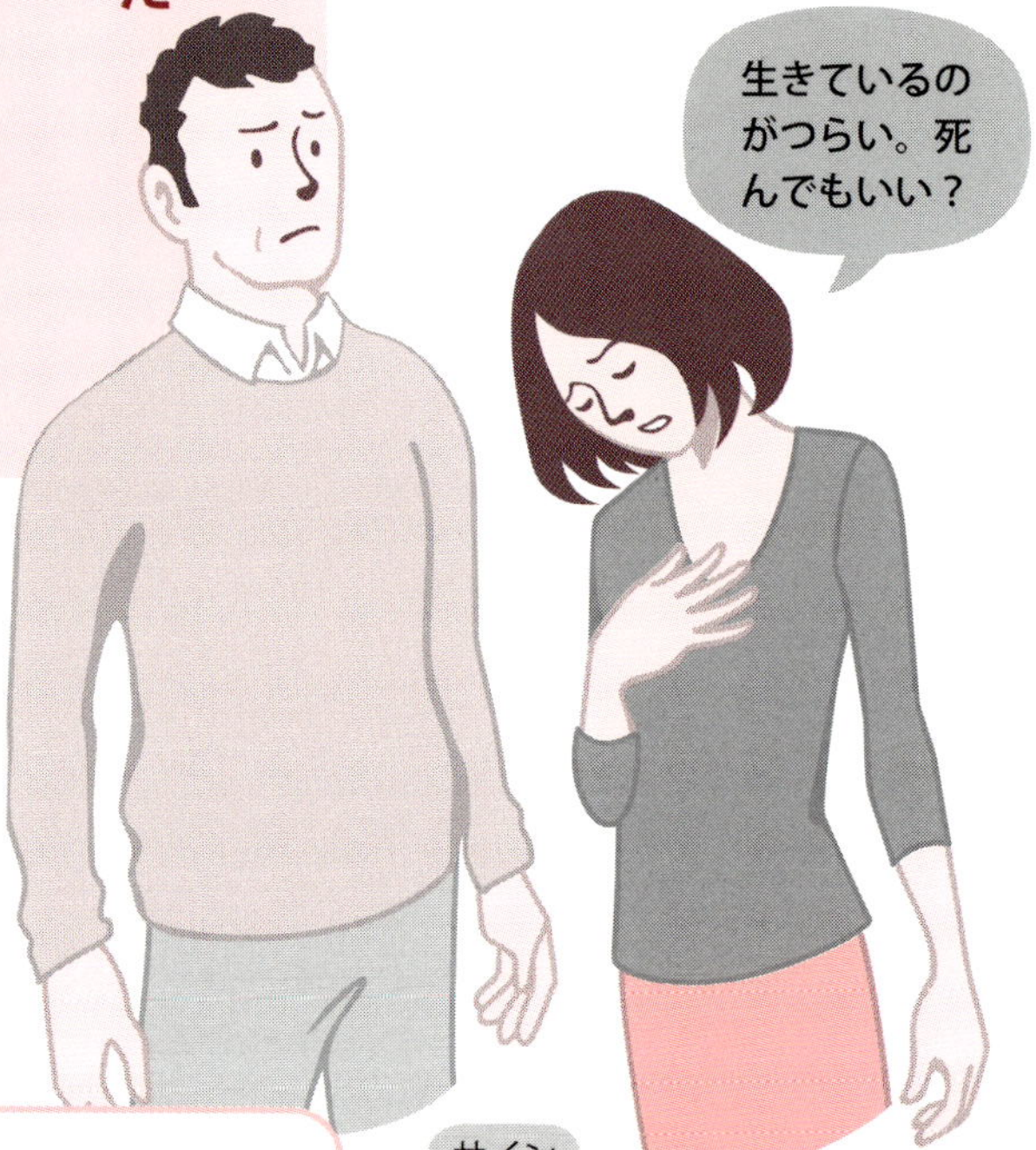

気分の落ち込みだけでなく、「死ねと言われた」などの幻聴の悪化にも注意する

自殺の前の「サイン」をキャッチする

ふだんから様子を見ていると、自殺のサインをキャッチでき、早めに、適切に対処できます。

サイン
- 死について口にする
- 自殺を思わせる行動をとる
- 落ち込みのひどい状況が続く
- 自分を攻撃する妄想におそわれる（症状の悪化）

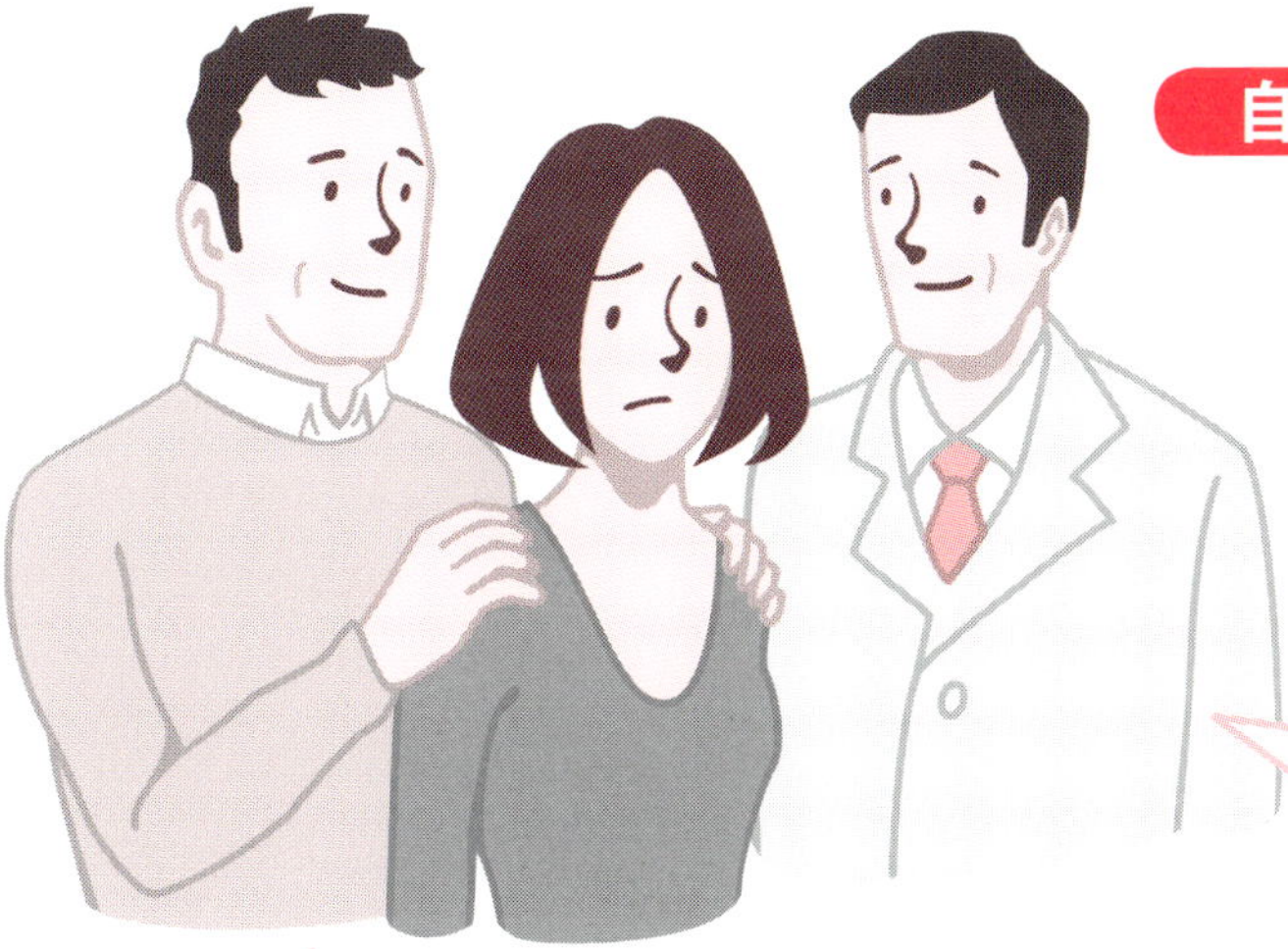

ひとりじゃない、と感じられることが必要

自殺の危険が高いと感じたら

ふだんの生活ではほどよい距離が大切ですが、自殺の危険が高いときには、そばに寄り添い、「ひとりではない」というメッセージを送りましょう。

死なないで、と伝える

自殺を防ぐのに必要なのは、「死んではならない」ということだけです。「なぜ」死んではならないのかを説くよりも、ひと言、「死なないで」と伝えてください。

家族のひと言が大きな助けになる

「あなたが死んだらとても悲しい」という言葉が、いざという時に本人を踏みとどまらせる力になります。ほんのひと言でも、かけ続けてください。

医師や支援者との連絡を絶たない

症状の悪化で苦しい場合は薬物療法が役立ちますし、生活の悩みなどは、日ごろから相談しているスタッフのほうが話しやすい場合も。気になることがあったら、「先生やスタッフさんに相談しよう」と伝え、家族から医療機関や相談機関に連絡するのも有用です。

自殺率が高いという事実を知っておく

統合失調症の人は、そうでない人よりも自殺の危険性が高いことを、まず知っておきましょう。幻聴や妄想の内容がつらすぎたり、自分の将来に希望をもてないと感じたときなどに「死んでしまいたい」という気持ちが強くなってしまうのです。

SOSをキャッチしたら、「死なないで」と伝える

「死にたい」と言ったり、ひどく落ち込んでいることなどが家族にもわかるようなときは、本人が周囲の人に、SOSのサインを出しているのです。はっきりと「あなたに生きていてもらいたい、死なないで」と伝えてください。

また、場合によっては医師や支援者に連絡をとって、医療、生活の面から、対応をいっしょに考えてもらうのも役に立つ対応です。

対応のしかたがわからない

症状かあまえか、見極められない

本人の体調が悪いときには、家族はそっとしておいたほうがよいのか、励まして本人に自信をもたせるほうがよいのか、迷います。

体調のよしあしがわからない

体調とは、文字どおり「体の調子」のほか、気持ちの状態などさまざまな要素がかかわります。ちょっとした変化は周囲からは見てとれないため、しばしばすれちがいを招きます。

体調がよいとき

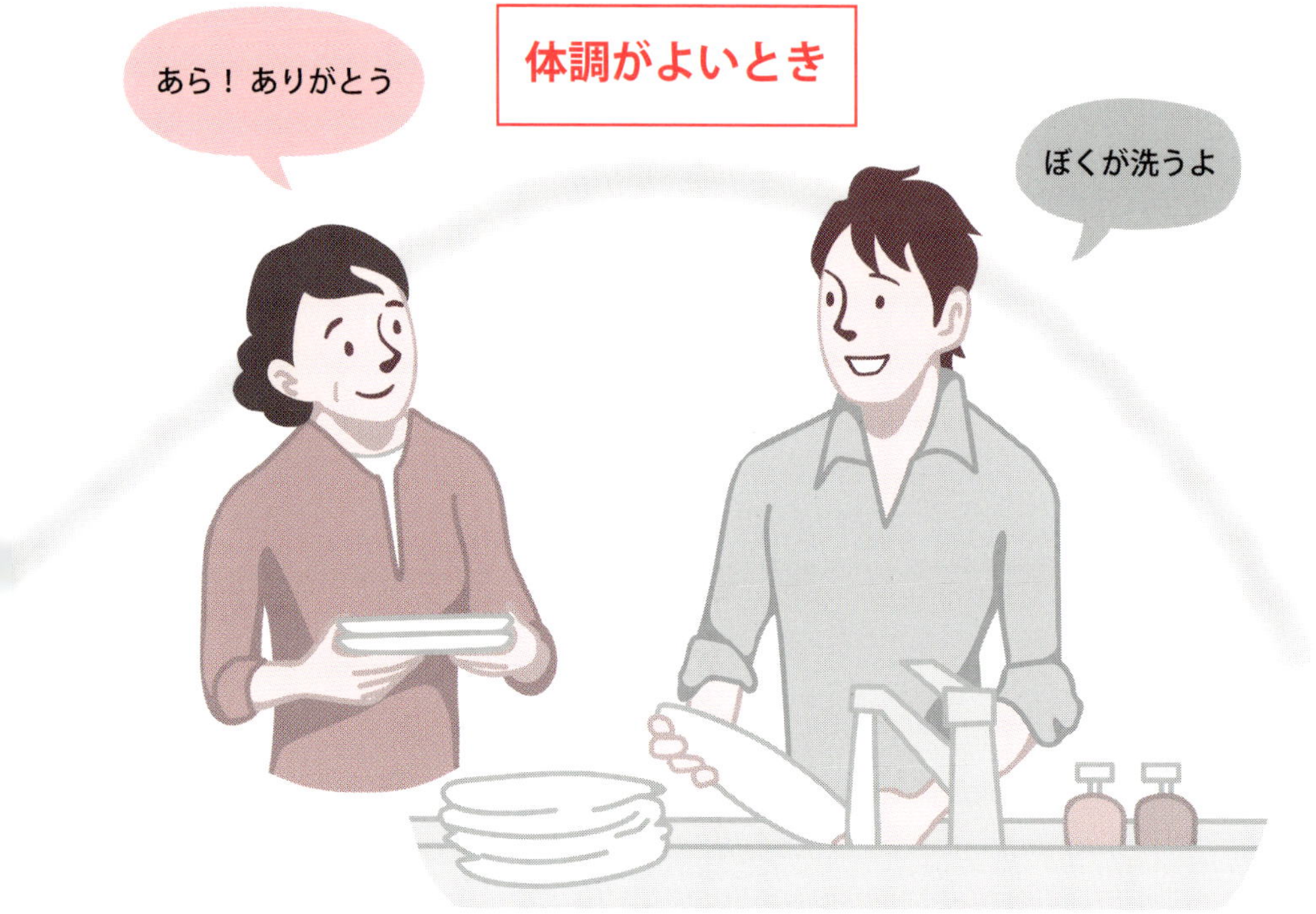

調子がよいときは、家事もすすんでできる

本人は

自分のことは自分で、と思っていても、日によって体調が上下し、疲れやすさにも悩まされます。「どうしてできないんだろう」と思っているときに、家族に「どうしてやらないの？」と聞かれるのは、つらいものです。

日によって調子がちがう

心身を十分に休め、エネルギーがたまってくると、徐々に活動できるようになってきます。

ただし、この時期にはまだ元気の度合いは一進一退です。昨日は元気でいろいろなことをできたけれど、今日は体調が悪くてできない、ということがしばしば起こります。

すると、周囲の人は、「昨日はできたのだから、今日もできるのではないか」「励ましてがんばらせたほうが、本人の自信になるのではないか」「今日はあまえているのではないか」と迷ってしまいます。

微妙な体調の変化は、周囲から見て確認できるものではないだけに、対応に戸惑うのです。

本人も不便さを感じている

本人もこのような状態を歯がゆく感じています。本人が「体調が悪い」「動けない」と言ったらまずそれを尊重し、そのうえで「調子がよくなったら、これをしてもらえるとうれしい」と伝えるなど、ワンクッション置くと、家族も本人もストレスが少なくなります。

家族は

ちょっとしたことも、「今はしんどいからできない」と反論されると、あまえているのではと疑ってしまいます。しかし、元気なときには率先してすることもあるため、ほんとうに病気からくるしんどさなのか、あまえなのか、なかなか見極められません。

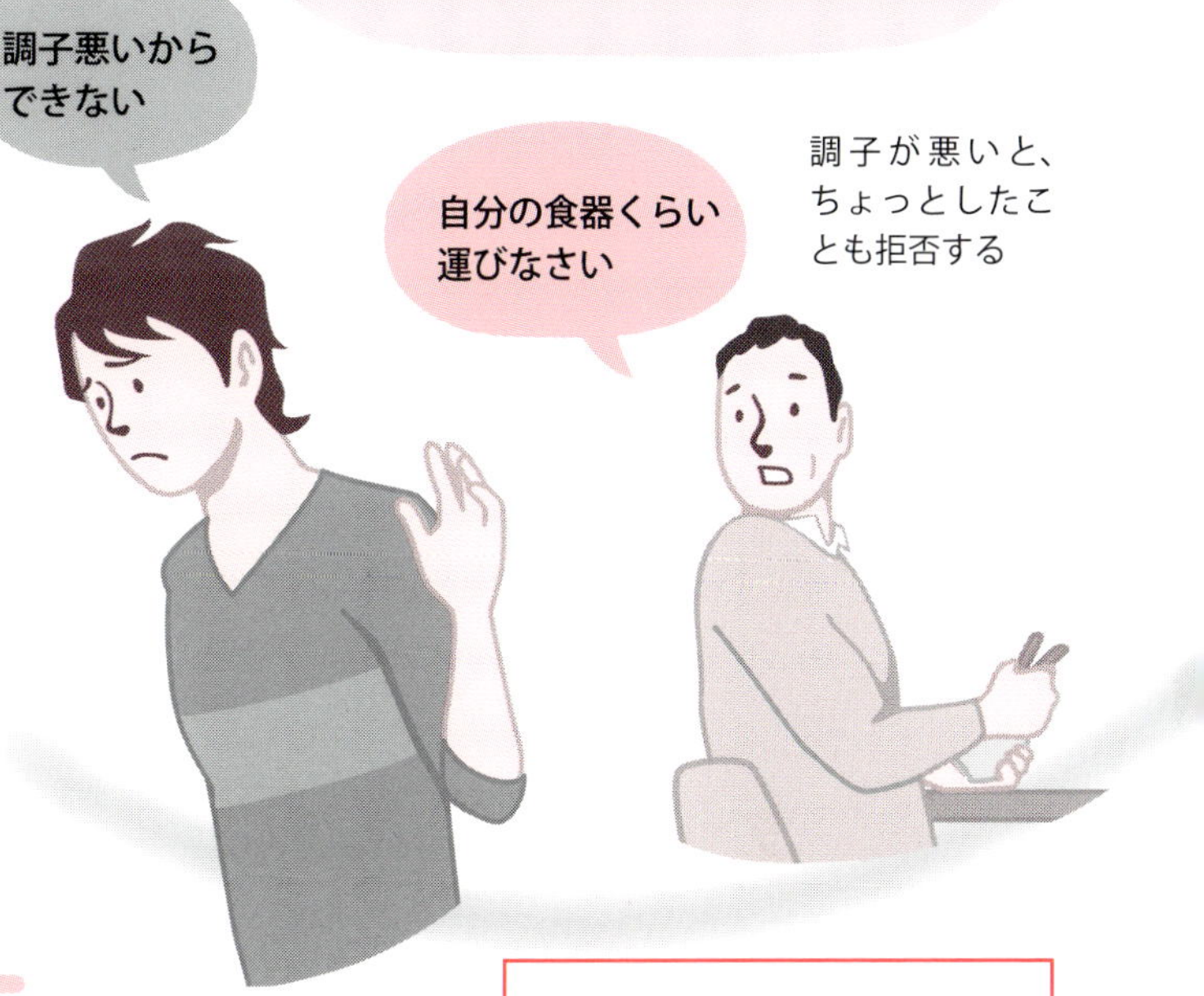
調子悪いからできない
自分の食器くらい運びなさい
調子が悪いと、ちょっとしたことも拒否する

体調がよくないとき

家族は本人の体調がわからず、本人は家族の言葉がつらく、おたがいに困っている場合があります。家族は、「波をうちながらゆっくり回復していく」という原則を忘れないでください。本人の状態に一喜一憂しないように、相談相手をもったり、ストレスを解消し、楽しむ場をもつのも役立つでしょう。

将来への不安

病気の不安、生活の不安がある

将来への備えを家族だけで考えていると、煮詰まってしまい、よいアイデアが浮かばなくなってしまいます。第三者の力も借りて、まず、「今できること」を見つけていきましょう。

親の備えが、生かされない可能性もある

そばにいても、本人が心配に思っていることは案外わかりにくいものです。

千葉信子（多摩たんぽぽ訪問看護ステーション）調べ

心配なこと	男性	女性
食事づくり	51%	5%
整理整とん、掃除	54%	11%
金銭管理	38%	16%
ひとり暮らしの不安	35%	25%
病気の再発	25%	33%

統合失調症でひとり暮らしをしている人に、困ること、不安なことを聞いてみたところ、男性は家事に参加する機会が少ないためか、食事や掃除など、日々の生活上の不安が大きいことがうかがえる

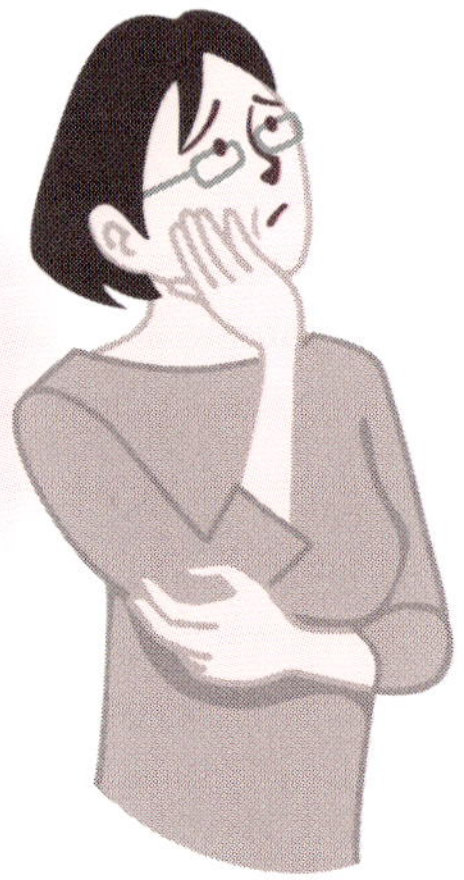

できることは少しずつ本人にまかせ、試行錯誤を積み重ねることで、本人にも生活力がつき、心配の種も徐々に減っていく

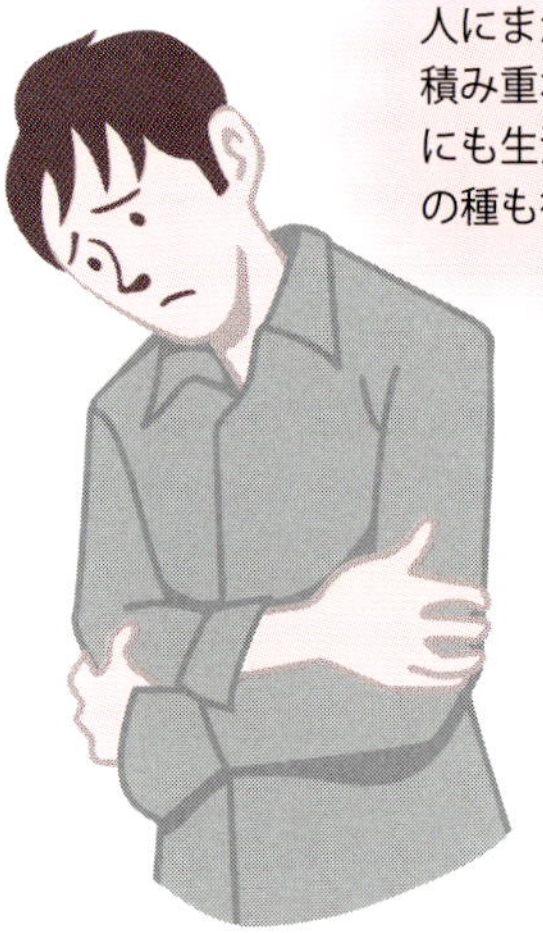

多くの親は、子どもがひとり暮らしをできるようになってほしいと願い、子どもに残す備えとして、経済的な支援を考えるかもしれないが……

子どもに金銭管理の経験が少ないと、お金があってもどのように使ってよいか戸惑い、苦労することも

両方が不安を抱えている

家族も統合失調症の本人も、「親が亡くなった後」に多少の不安を抱えていることが少なくありません。しかし、一般の家族でもよくあるように、本人が不安に感じることと、親が将来のために備えておくとよいと思っていることには、若干ズレがあり、そのために気持ちの行きちがいも起きがちです。

不安を軽減するには、今、日々の生活でできることを増やすほうが役立つ場合が多々あります。地域や医療機関のソーシャルワーカーと相談したり、家族会でほかの人の経験を聞いてみましょう。新たな情報やものの見かたにふれて、展望が開ける場合もあります。

4 本人が

気持ちを伝えるために役立つ工夫

伝わらないと嘆いていても、状況はよくなりません。この章は統合失調症の人が、ふだんの生活でどのような工夫をしているか紹介します。ヒントをどんどん取り入れ、コミュニケーションを豊かにしていきましょう。

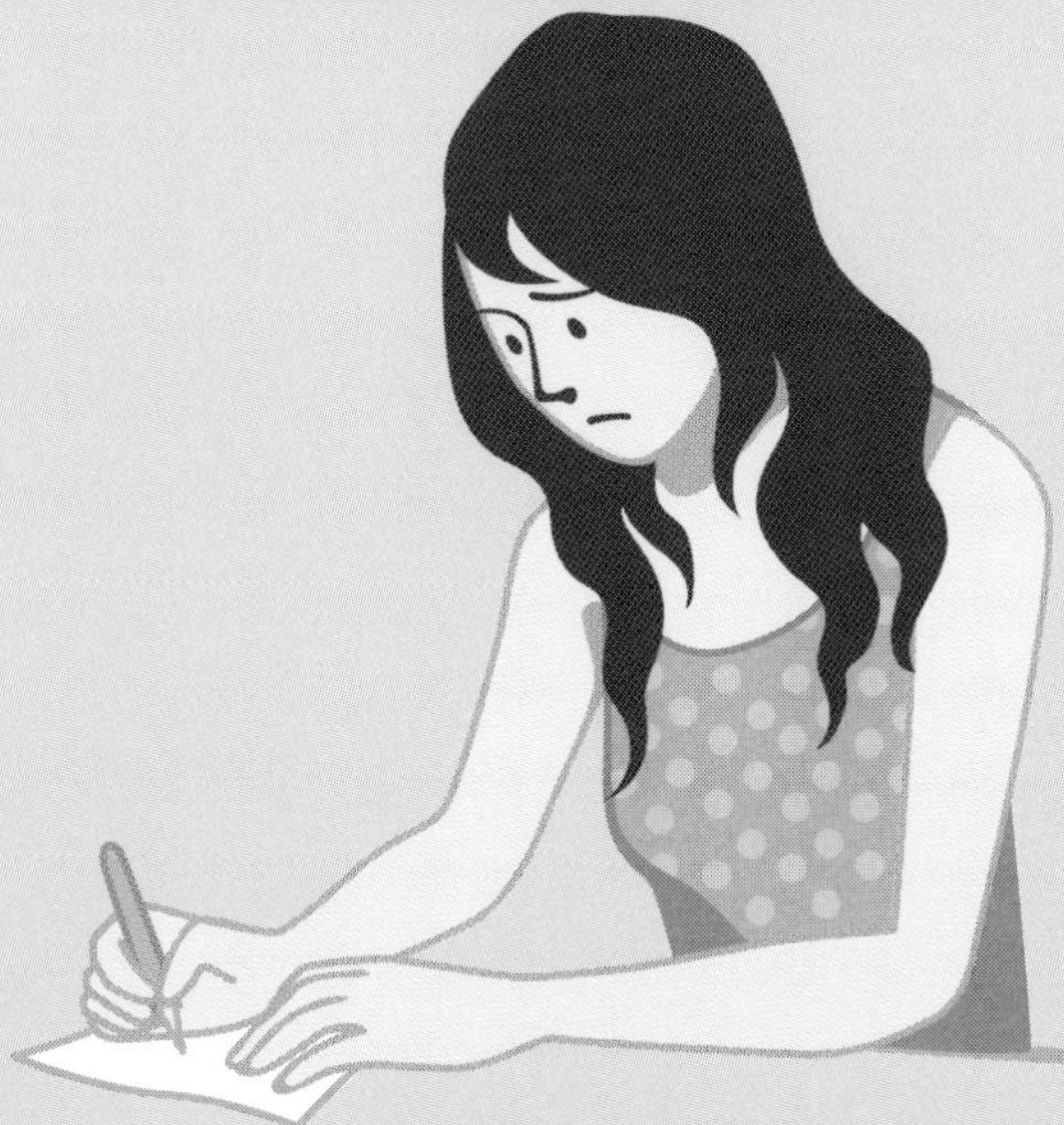

自分の気持ちを整理して伝えかたを工夫しよう

統合失調症の人のなかには、集中力を保つことがむずかしい、考え方が短絡的になってしまうなどの障害を感じている人もいます。このような障害があると、人に自分の気持ちを伝えたりするのが苦手になる場合があるのです。

人に話す前に、「だれが　いつ　何を」などや、伝える内容、自分の気持ちを整理してから伝えるよう、工夫してみましょう。

Who?

だれに

伝えたい相手に直接伝えるのがベストですが、「どうしてもあの人と話すとケンカになる」などの場合もあるでしょう。

そのようなときは、まず、自分が言いやすい人に伝え、その人から伝えてもらうようにしている人が多いようです。また、どうしたらケンカにならずにすむか、から考えるのも１つの方法です。

73 ページ・75 ページ

What?

何を

相手にいちばん伝えたいことは何か、考えます。もちろん、伝えたいことはたくさんあるものですが、すべてを一度に話しても完全に伝わるとはかぎりません。場合によっては、相手が混乱したり、責められていると感じてしまいます。急がばまわれで、話題を１つにしぼってみましょう。そのほうが話すほうも、聞くほうも簡単になります。

45 ページ・72 ページなど

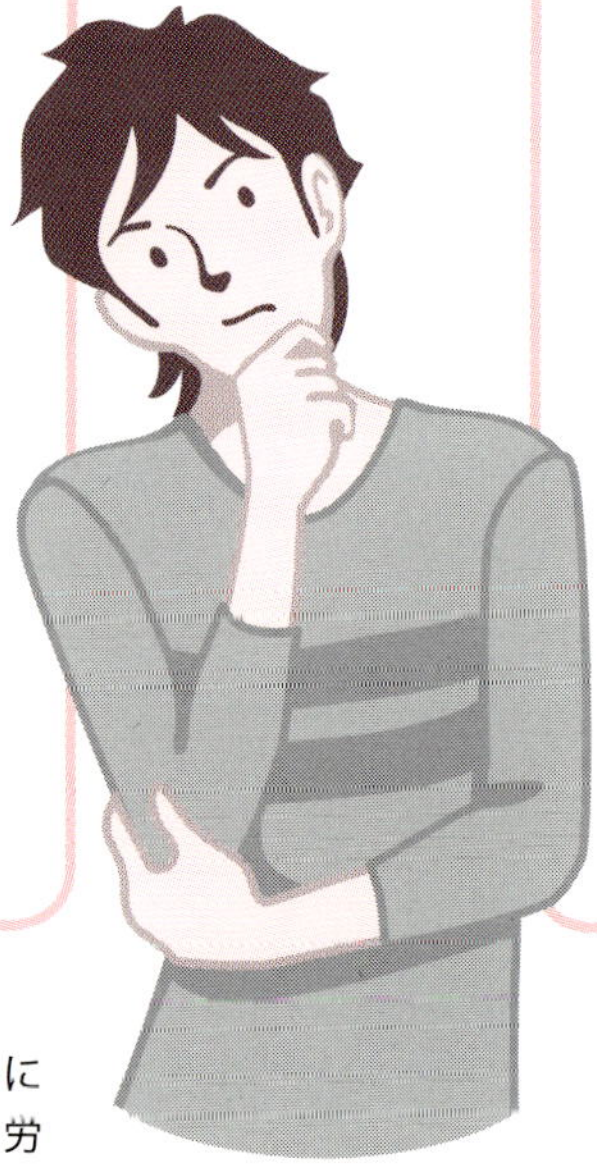

気持ちの伝えかたには、多くの人が苦労し、工夫を重ねている

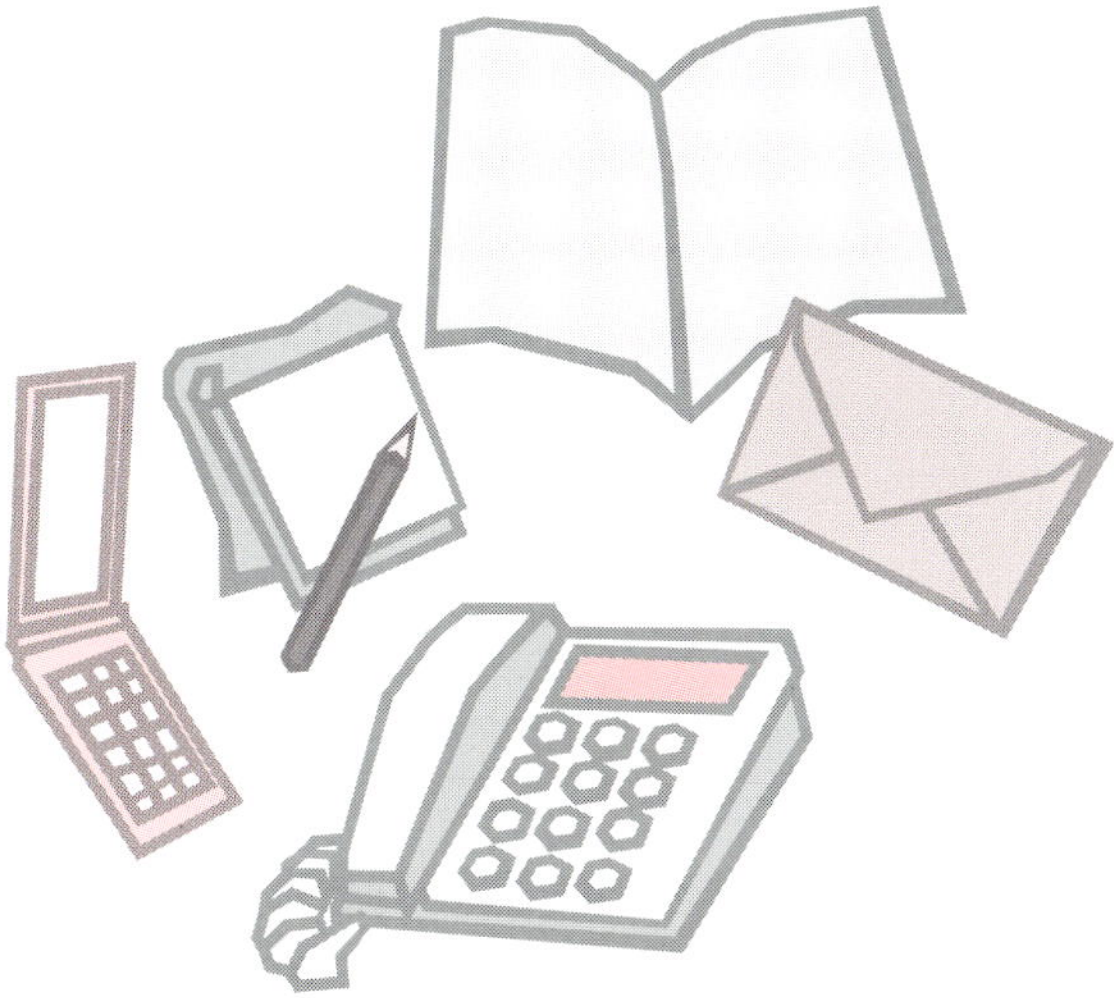

文字にして伝える人が多いが、その方法はさまざま。電子メールは、文面をじっくり考えることができ、しかも早く相手に届けられることから、活用している人が多い

Why?

どうして

「なぜわかってほしいのか」は、ふだんあまり意識しないものです。しかし、なぜかを考えてみると、自分と相手の関係を整理したり、自分が何を不便に感じているのかが見えてくる場合があります。「相手との関係をとても大切に考えている自分に気づく」などの新しい発見もあるかもしれません。

どのようにして

気持ちを伝えるときに、わかりやすく伝えることが欠かせません。細かく伝えるのがよい場合もありますが、少し不正確でも、相手にわかりやすくポイントだけをおさえて話すのがよい場合もあります。また、話す以外に、手紙を書いたり、メールで送ったりする方法もあります。

66 ページ・70 ページ

How?

いつ

体調など、その場ですぐ言っても伝わりやすいこともあれば、気持ちを整理して、あらためて伝えたほうが相手にわかりやすいことがあります。また、自分が疲れていたり、神経がはりつめているようなときは、こみいった話はできにくいもの。よく眠れて、比較的気分のよいときのほうが、大切な話が伝わりやすいようです。

68 ページ

When?

伝えかた①

手紙やメールでわかりやすく伝える

手紙やメールを書くと、その場で言葉にするよりは多少時間がかかりますが、より確実に、相手にメッセージを届けることができます。

文字で伝える人が多い

相手に伝えたいことがあるときに、直接話すのは意外とむずかしいものです。

そのときには、手紙やメールで気持ちを文字で表すと、わかりやすく整理して伝えることができます。

対面で話すと、おたがいに気持ちが高ぶってしまいがちですが、文字を介すると、書くほうも、読むほうも冷静になれるのは大きなメリットです。

できるだけシンプルに書き、伝えたいことも二つか三つにしぼると、相手に言いたいことが伝わりやすいようです。箇条書きも、伝えやすい、よい方法です。

わかってほしいことを書く

直接言えないことや、以前のできごとをふりかえって伝えたいときに、手紙やメールを書く人は多いものです。

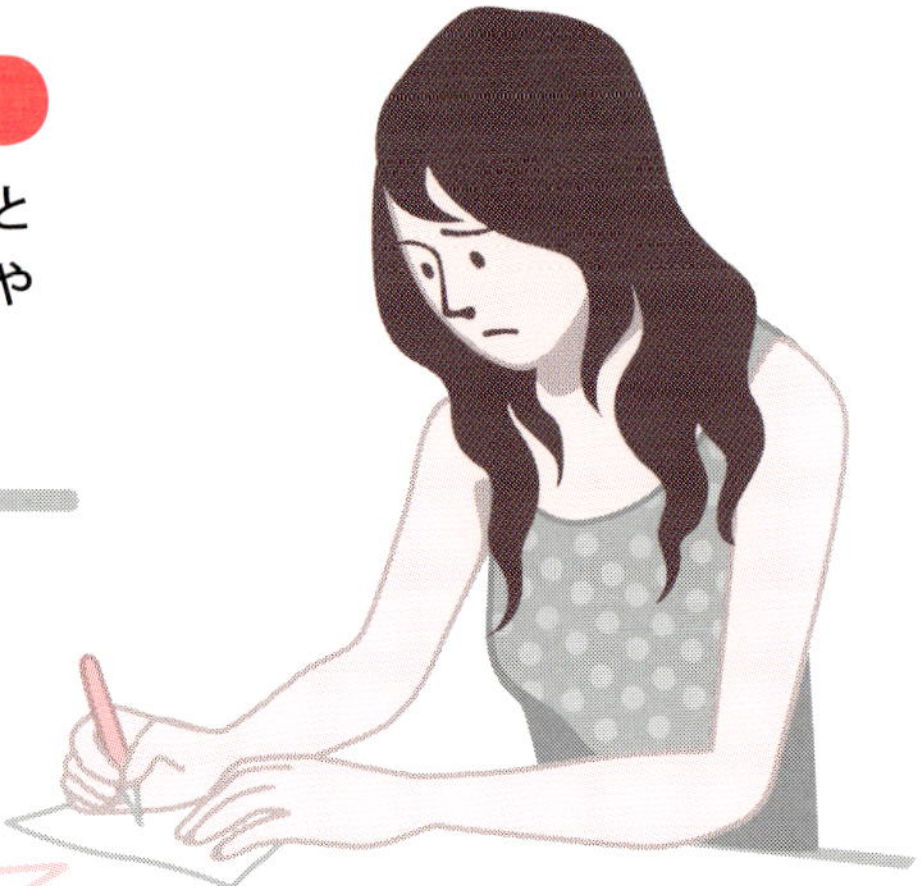

気持ちを文字に表す

文字で書くと、自分の考えを見直すことができます。自分の気持ちを客観的に見て、内容を整理したりできるのです。

本人は

離れて暮らしている家族には、症状のひどかった時期のことなどを手紙で書いて知らせているという人もいます。家族も、あらためては聞きづらいので、書いてもらえるとわかりやすくてよいようです。

作業所などで発行している新聞に投稿するのも１つの方法。自分の家族をふくめ多くの人が読むものなので、読みやすく書くようになり、自分の気持ちも整理できます。

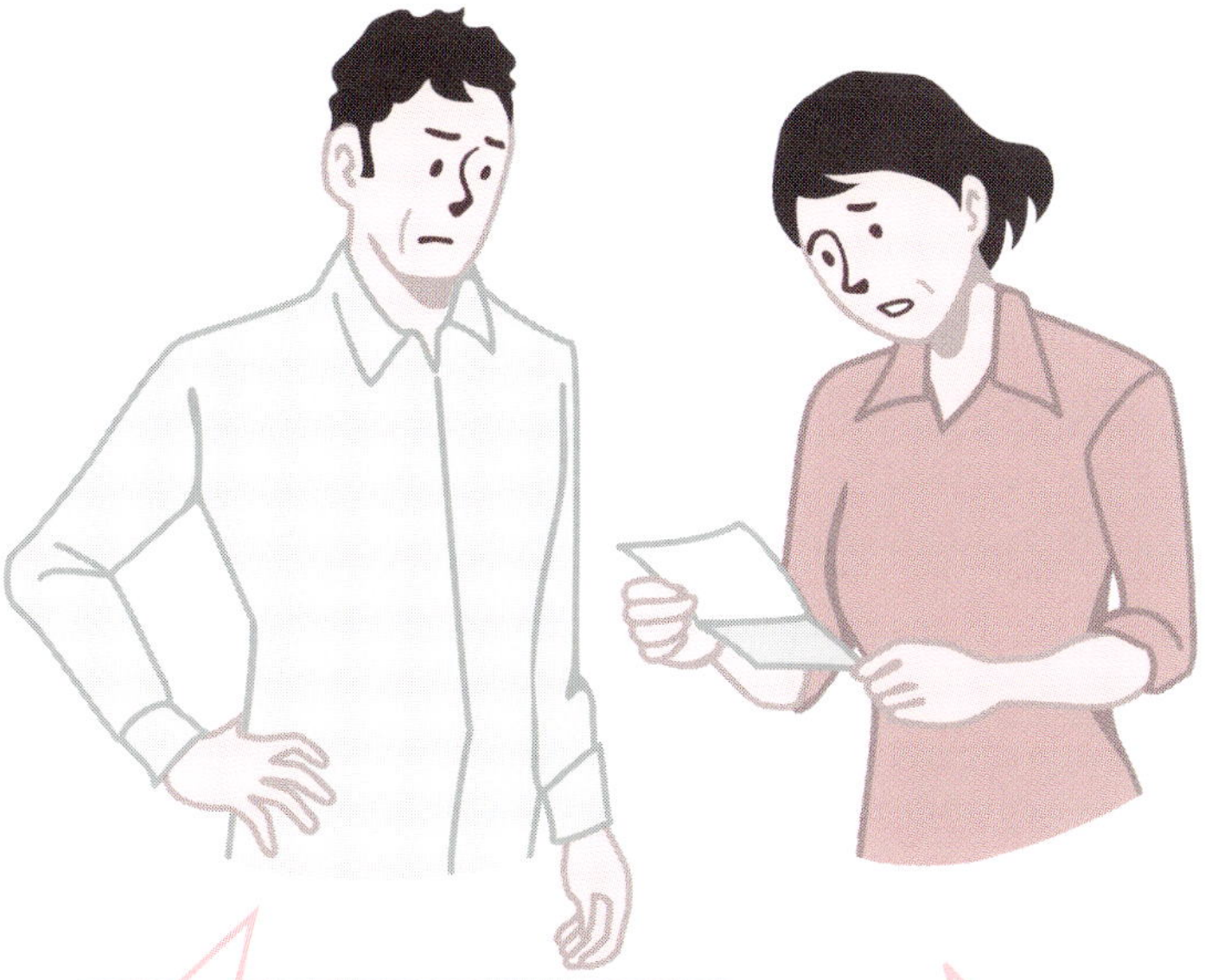

ゆっくり読める

手紙を受けとった周囲の人も、落ち着いて、冷静に読むことができます。

宛名が限定されていない場合は、家族で手紙を読んで、対応を話し合ったりできる

いちいち聞きにくいこともわかる

生活のこまごましたことは、意外と聞きそびれたりするものです。台所などにメモ用紙を置いておき、文通したり、交換日記のようにやり取りをする家族もいます。

発見がある

そもそも「言いにくいこと」を書くので、ふだんの生活では気づかなかったことが見えてきます。

おたがいが冷静に伝え合える

聞いたことをとっさに判断しなければならない会話では、感情的になりやすくなります。しかし、手紙やメールは自分で気持ちを整理しながら読めるので、冷静に受けとれます。

ひと言そえると安心

捨ててほしいと思っていた手紙がとってあって、あとで気まずい思いをしたという経験がある人もいます。

手紙の扱いについて気をつけてほしいことがあるときには、「読んだら捨ててほしい」「ほかの人には見せないでほしい」など、ひと言そえて渡すとよいでしょう。

本人の体験談

オリジナル豆本を作る

病気や自分の症状について、豆本にまとめて家族や友人に読んでもらっています。友人は、病気のことが少しわかったと言ってくれます。

豆本の作りかたは、父が教えてくれました。豆本づくりをとおして、父と気持ちがかようようになったと思います。

伝えかた②

根気よく、伝わるまでくりかえす

折にふれ、ちょっとずつ伝えるよう工夫している人はたくさんいます。「少しずつ」「こまめに」ということが、円滑なコミュニケーションのポイントのようです。

こまめに伝える

症状や体調に関することは、ひどくなる前にこまめに伝えておくと、サポートを受けやすくなります。

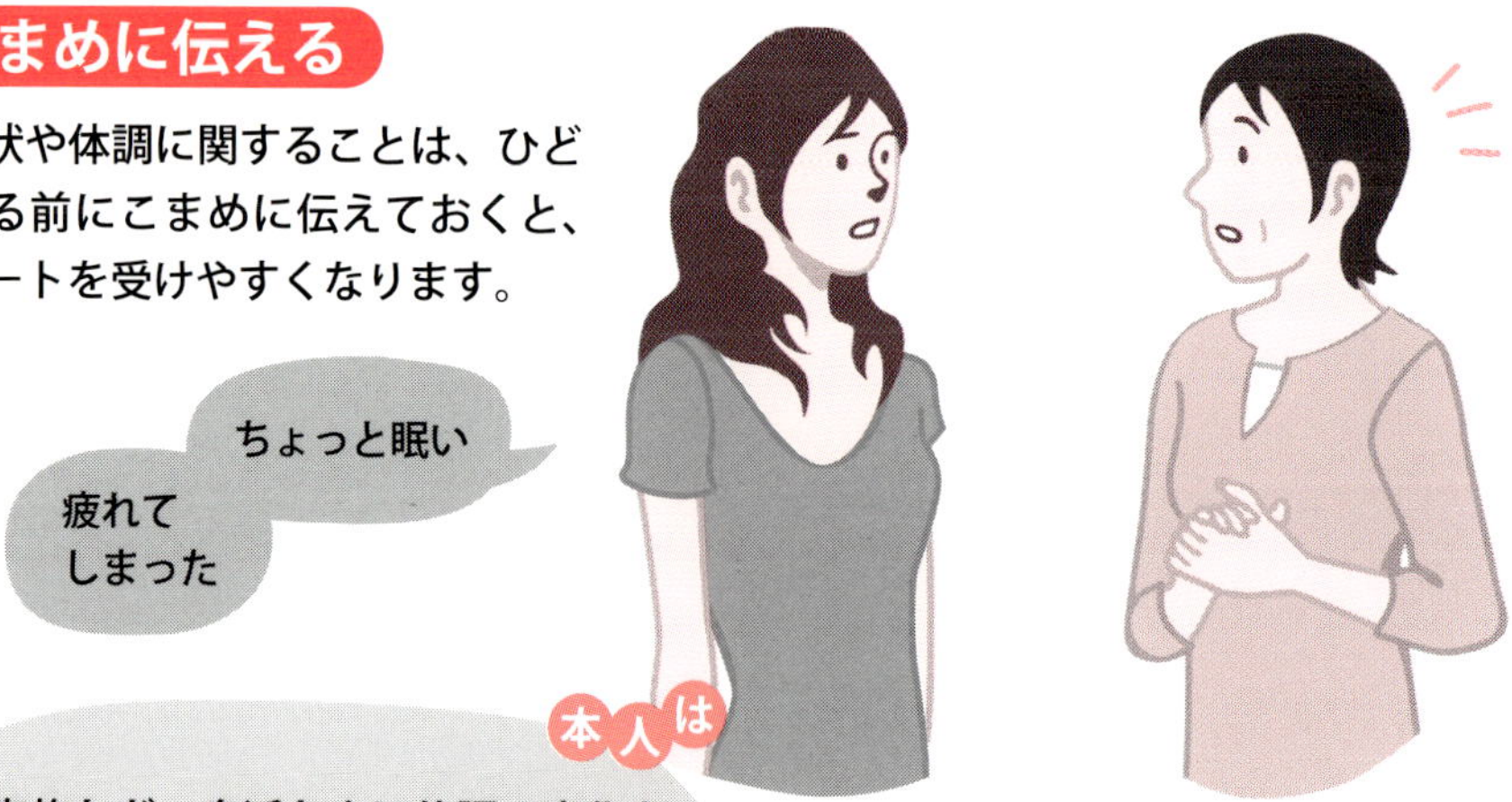
ちょっと眠い
疲れてしまった

本人は

家族など、身近な人に体調の変化をこまめに伝えると、疲れているのに家事を頼まれてつらい思いをすることも少なくなりますし、家族も、「今どのような状態か」と悩まずにすみます。

頼まれてから断るよりも、「今はできない」と前もって伝えておくほうが、スムーズにいく場合が多い

少しずつ伝える

少しずつのほうが言いやすく、伝わりやすい場合もあります。

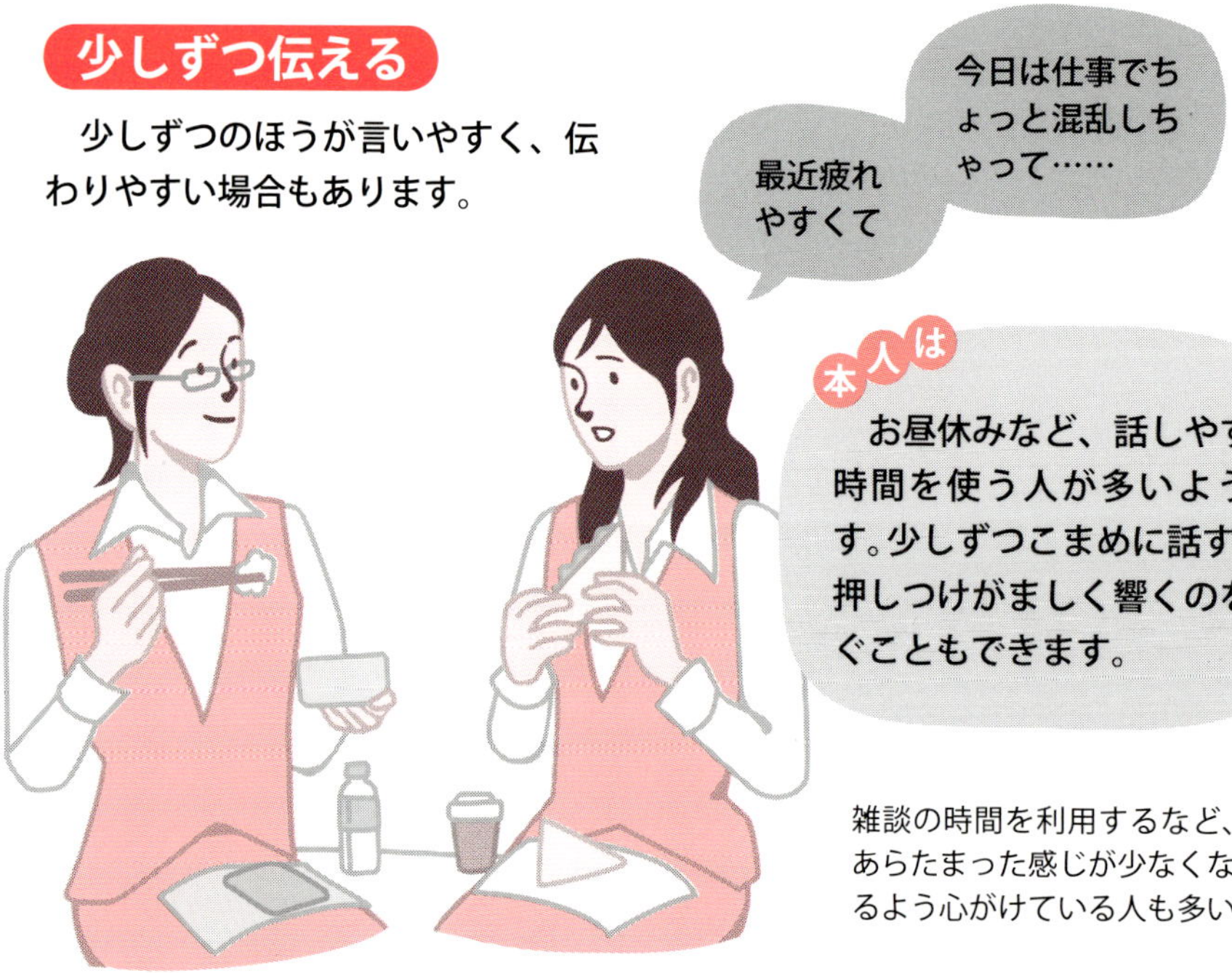
今日は仕事でちょっと混乱しちゃって……
最近疲れやすくて

本人は

お昼休みなど、話しやすい時間を使う人が多いようです。少しずつこまめに話すと、押しつけがましく響くのを防ぐこともできます。

雑談の時間を利用するなど、あらたまった感じが少なくなるよう心がけている人も多い

わかってもらえないときは

伝えたいことが伝わらないのは、大きなストレスです。けれど、伝えなければ始まらないのもまた事実です。多くの人が、方法を変えたり、「気長に」取り組んでいます。

あきらめず根気よく伝える

一回で伝わらなくても、あきらめないようにしましょう。気持ちに余裕があれば、「なぜ伝わらなかったのか」を、信頼できる人に相談してみると、新しい発見がある場合もあります。

うまく伝わったときのことを参考にしてみる

どんなときに伝わりやすいか、うまく伝えられたときの経験やほかの人の工夫を参考に、次の機会に試してみましょう。

本人の体験談

「次があるさ」と考える

私は根気よく、あきらめずに伝えるようにしています。

わかってもらえたときには「ラッキー」と思い、伝わらなかったときには「次があるさ」

というくらいの気持ちでいるようにしています。

以前は、否定されるたびに落ち込み、うつ状態で苦しんだためです。

こつこつくりかえす

家族や友人とのコミュニケーションに苦労している人は多いものです。なかには、言いたいことが一度で伝わらなかったときには、「折にふれ」「機会をとらえて」、こまめに、くりかえして伝えるように心がけている人もいます。

また、分けられることは小出しにして、「少しずつ」伝えるように工夫している人もいます。

一度にたくさんのことを伝えようとすると、言うほうも、受け取るほうも、たいへんに感じることが多いものです。

あきらめず、こだわりすぎない

伝えなければ、と思い詰めると、伝わらないことがストレスになりますし、相手にもその緊迫感が伝わって、話がこじれる場合があります。こだわりすぎず、しかしあきらめないで伝えていきましょう。

伝えかた③

身近な例を使って説明する

経験したことのないものは、イメージしにくいものです。症状やつらさを説明するときには、相手の経験から想像してもらうと、わかりやすく伝わります。

漠然とした感情よりも例を伝える

症状を説明したとき、「おばけ屋敷のような感じ？」と聞かれ、それ以来、そのたとえを使っているという人もいます。

相手の経験から想像してもらう

気持ちを伝えたいときは、その気持ちを呼びおこす状況を伝えるとわかりやすくなります。

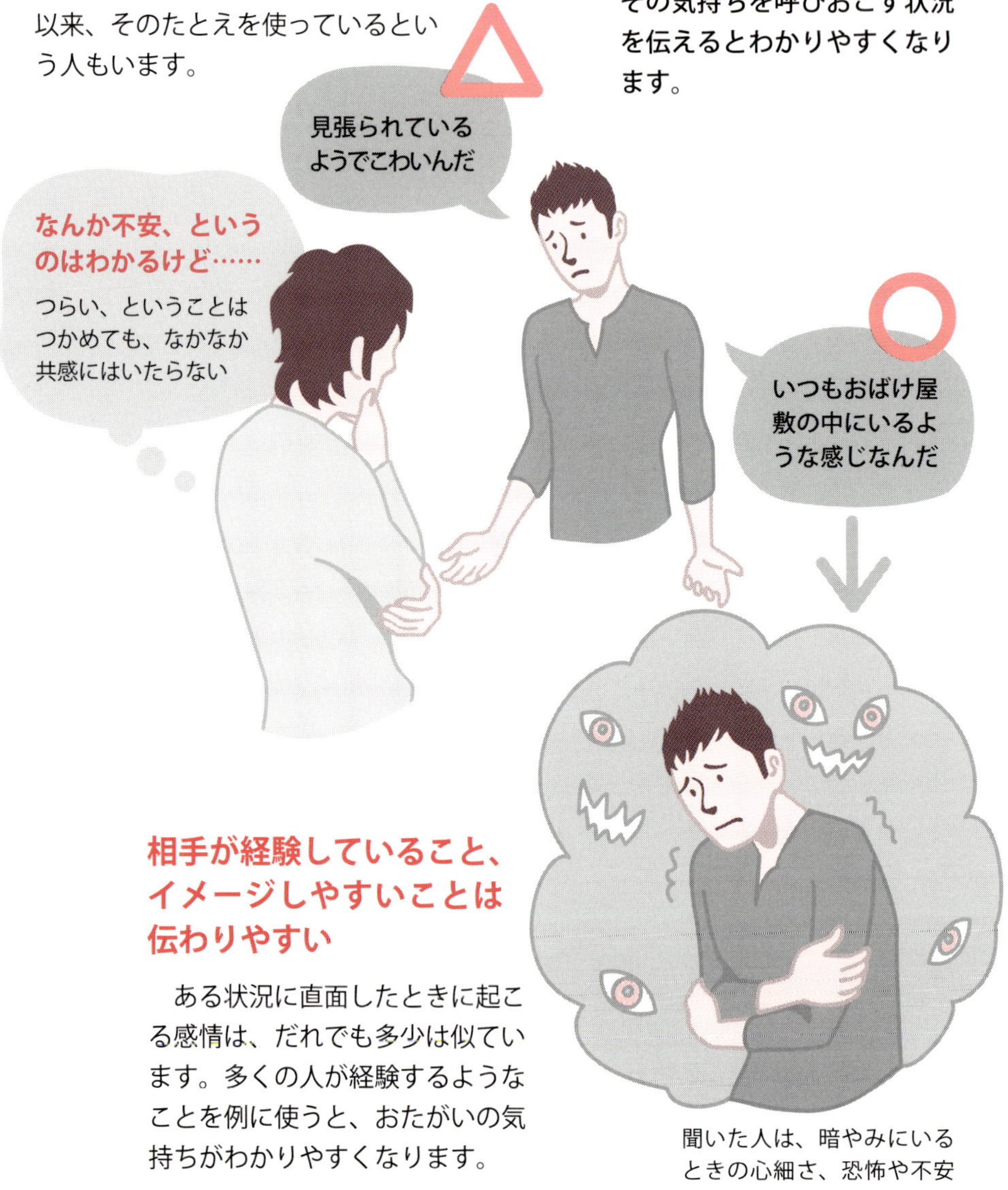

△
見張られているようでこわいんだ
なんか不安、というのはわかるけど……
つらい、ということはつかめても、なかなか共感にはいたらない
○
いつもおばけ屋敷の中にいるような感じなんだ

聞いた人は、暗やみにいるときの心細さ、恐怖や不安を感じることができる

相手が経験していること、イメージしやすいことは伝わりやすい

ある状況に直面したときに起こる感情は、だれでも多少は似ています。多くの人が経験するようなことを例に使うと、おたがいの気持ちがわかりやすくなります。

具体的に伝える

ヒントは多いほうが伝わりやすいものです。状況をわかりやすく、具体的に伝えるように心がけましょう。

共通点を探す

話すときに、相手がどんなことを経験しているか、自分とどんな共通点があるかを探すようにすると、よりわかりやすい例を使って説明できます。

話す側だけでなく、同時に聞く人もこれらの点に注意し、具体的なイメージをふくらませるよう工夫できると、コミュニケーションはさらに深まる

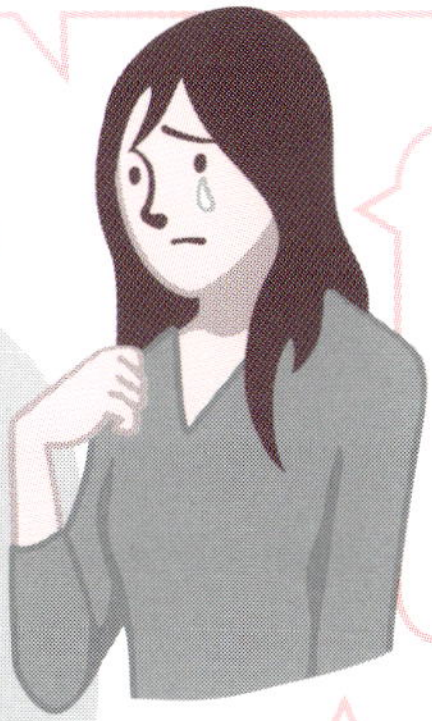

時間の流れにそって話す

話すときには、自分がわかっていることはつい省きがちです。時間の流れや場所の移動などにそって、具体的に話すようにしましょう。

本人は

症状を説明するときには、ただ「幻覚に襲われた」というのではなく、「道を歩いていたら、なんとなくザワザワした感じがしたので、周囲を見ると見覚えのない建物があったり、ビルがいつもより高く見えたりして、自分の歩いている道がわからなくなって、パニックになってしまう」というように、具体的に話すようにします。

そのうえで何がつらいかを話す

相手が状況を理解していると、そのときに生じるつらさ、不安、悲しさなども理解しやすくなります。

経験は知識に勝る

妄想や幻聴がつらいと、知識では知っていても、どのくらい、どのようにつらいかは経験していない人にはわからないものです。

症状について説明するときには、身近なものごとにたとえると、わかりやすくなります。相手も、「そのような状況なら、きっとこのような気持ちだろう」と、自分の経験や感情と照らし合わせて推測することができるためです。

「なぜ」がわかると気持ちがわかってくる

「こわかった」とだけ言うより、「なぜ、こわかったのか」を伝えたり、そのときの状況を具体的に説明することも、相手に伝わりやすくします。感情の背景にあるものがわかれば、おのずと「そのとき、どのように感じたのか」を、相手もわかってきます。

心がけ①

伝えたいことや優先順位を決める

とっさに考えをまとめるのが苦手になったり、記憶力が低下するなどの症状に悩む人にとって、メモは強力な味方です。

受診前の工夫

メモには、忘れることを防ぐだけではなく、自分の気持ちを文字で見直すことができるというメリットもあります。

以前は、診察時間内に伝えたいことを十分に言えなかったが、診察前にメモを用意するようになってから、伝えもれが少なくなったという人も多い

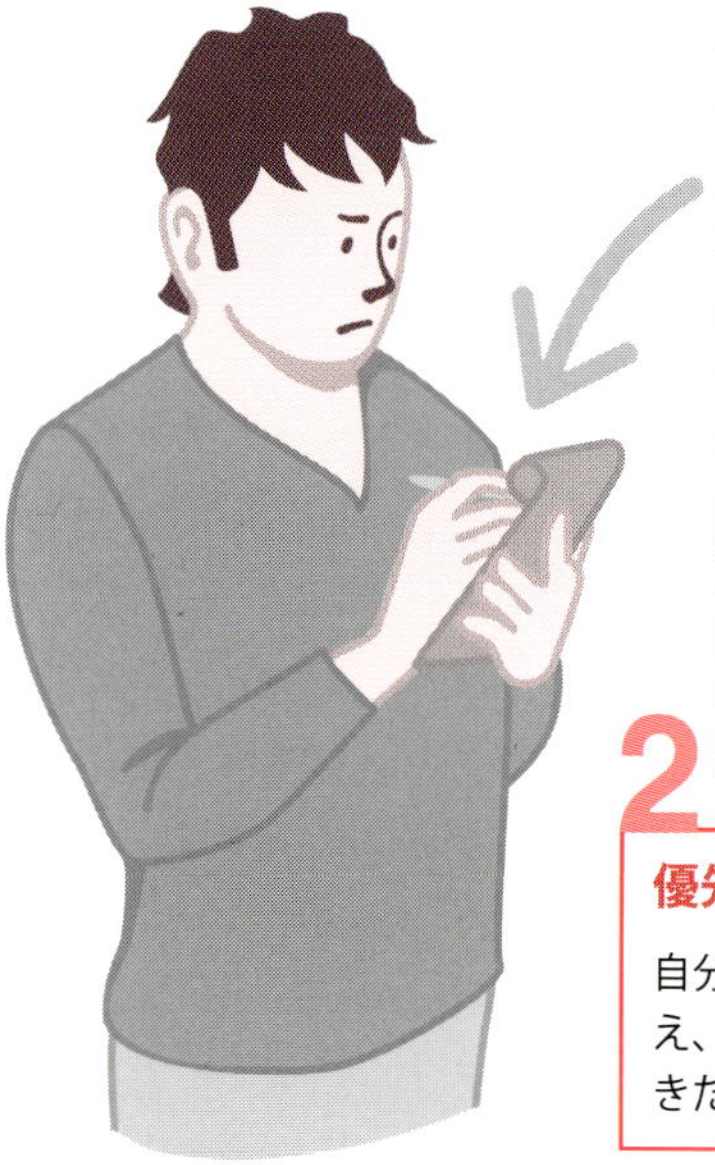

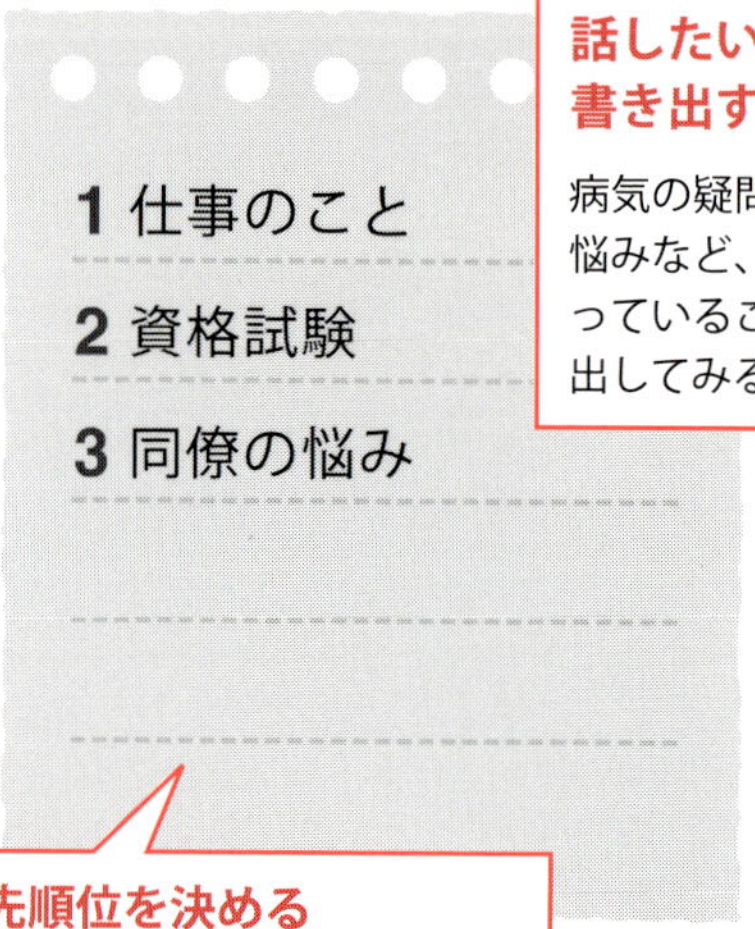

1 話したいことを書き出す

病気の疑問、生活の悩みなど、気にかかっていることを書き出してみる

2 優先順位を決める

自分にとって重要なのは何か考え、診察の時間内に、伝えておきたいことの順位を決める

終わったページは破って抜いたり、バツをつけておくとわかりやすい

本人の体験談

携帯電話のメモ帳機能で細かにチェックする

以前は紙のメモも使っていましたが、外出するときに持っていくのを忘れてしまったり、荷物が増えるなどの不便さを感じていました。

そこで、最近では携帯電話のメモ帳機能を活用しています。先々の予定も記入しておけますし、ふと思いついたことや、急な変更なども、その場で書き直せるので重宝しています。

身近なものを活用して

職場でできる工夫

職場では、ほかの人との共同作業もたくさんあります。メモだけでなく、確認する時間をもうけると、作業がスムーズになる場合もあります。

確認する習慣をつける

何度も質問していると、聞きづらくなるかもしれません。しかし、わからないことをあやふやなまま進めると、あとで大変な思いをする場合もあります。

相談相手をつくる

職場で、業務上のことを相談できる相手を見つけるのが理想的です。「忙しそうで気が引ける」場合には、メールで質問するなどの工夫も効果的です。

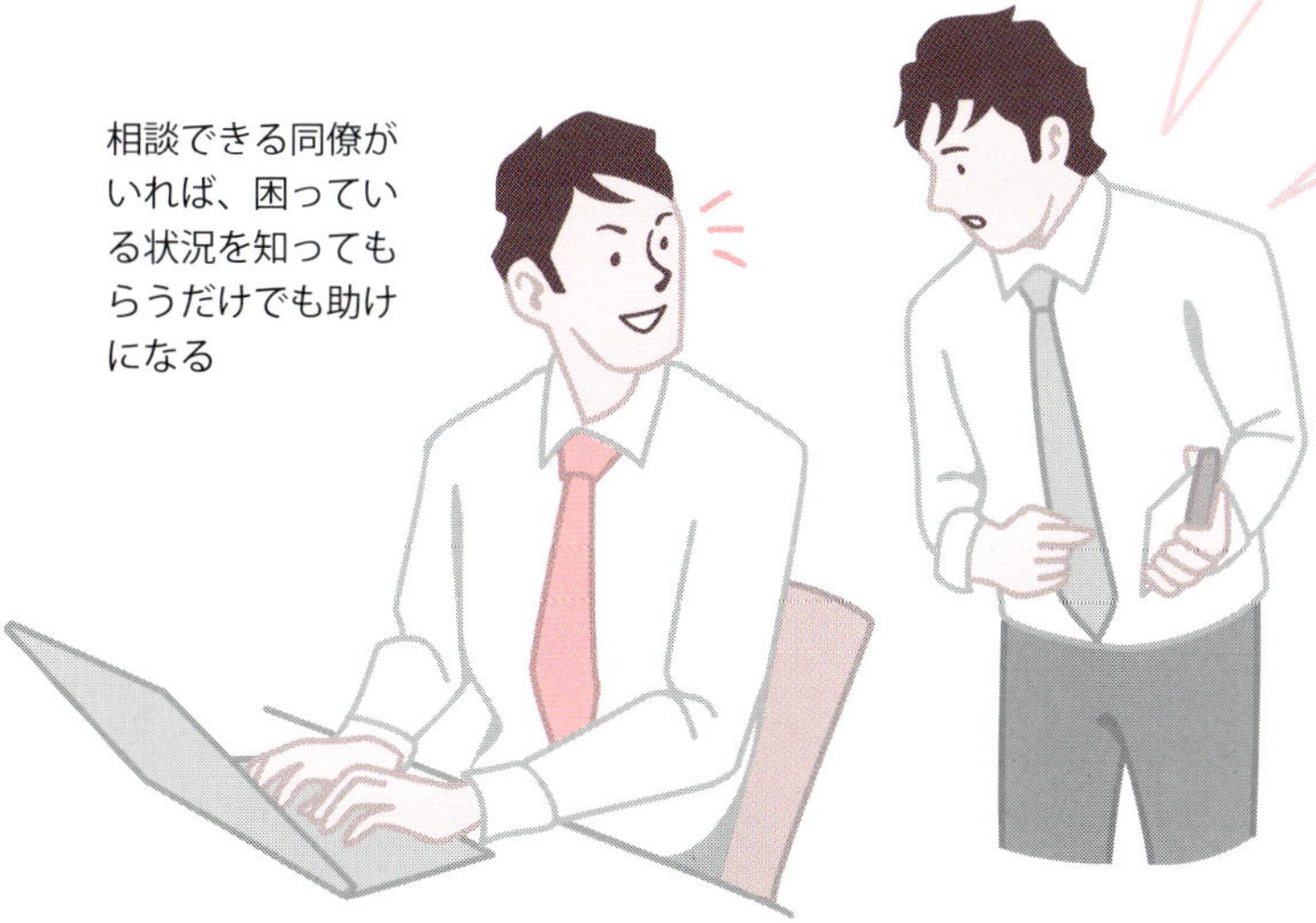

相談できる同僚がいれば、困っている状況を知ってもらうだけでも助けになる

本人は

相手も忙しそうなときは、なかなか細かな質問ができません。そのようなときは、あらかじめ「○月○日に時間をください」と言って、質問事項をメモしておく人もいます。

書きながら考える

メモを自分流に工夫している人はたくさんいますが、「忘れないための記録」だけでなく、「優先順位」をつける方法もあります。

せっかくメモしておいても、あまりにたくさんの用件があると、どこから手をつければよいかわからなくなってしまいます。そんなとき、優先順位も同時にメモしておくと、おのずと自分の予定や気持ちも整理されてきます。

メモ＋確認が効果的

作業が複雑になりがちな職場では、メモを活用しつつ、同僚と作業を確認する時間ももうけ、メモを補っている人もいます。

このように、頭の中だけで考えるのではなくて、文字にしたり、ほかの人と確認したりすることで、複雑な仕事も確実にこなせるようになるのです。

心がけ②

苦手なことを伝え、無理を避ける

家族や同僚など、生活でいっしょに行動することの多い人には、自分の苦手なことを前もって伝えておくとよいでしょう。

プライベートでは

できないことやできればしたくないことを、前もって伝えておくと、相手も予定が立てやすくなります。

苦手なことを相手に伝える

予定を立てるときに、何が苦手かを伝えておきましょう。「人込みを通り抜けるなら大丈夫だけど、劇場など、大勢の人と長時間いっしょにいるのは苦手」など、できるだけ具体的に伝えます。

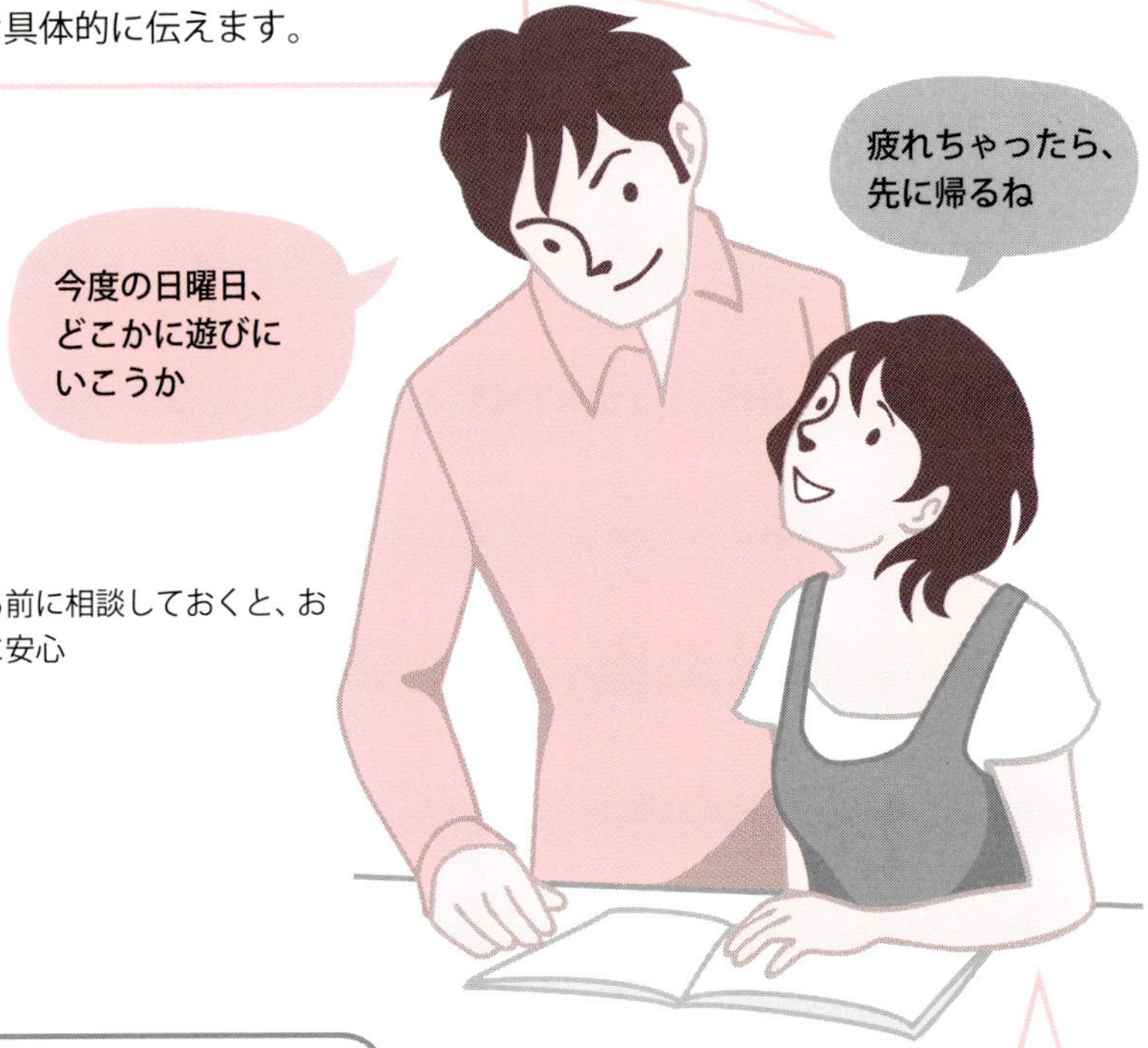
疲れちゃったら、先に帰るね
今度の日曜日、どこかに遊びにいこうか

出かける前に相談しておくと、おたがいに安心

苦手なこと、体調のことは、言いにくいかもしれません。しかし、だからといって、いつも無理してばかりというわけにもいきません。最初にしっかり伝えておけば、結果的におたがいにいやな思いをせずにすむことが多いのです。

無理しないことを伝える

「疲れやすいから無理したくない」と伝えておくと、相手も心の準備ができます。また、その日体調が悪い場合には、「体調がよくないので、いつもよりも早めに帰る」など、前もって断っておきましょう（→ 76ページも参照）。

職場では

病気を伝えていないときには、「苦手」と言えない状況が出てくるかもしれません。その場合にも、工夫次第で気持ちの負担を軽くすることができます。

本人の体験談

どうしたら伝わるかをまず相談する

病気を言わずに就職すると、どうしても相談できることも、相談相手もかぎられてしまいます。

そこで、私は、職場でまず一人、話せる人を見つけるよう心がけています。話しづらい人に伝えなければならないことがあるときに、どうしたら伝わるかを相談でき、気持ちが楽になります。

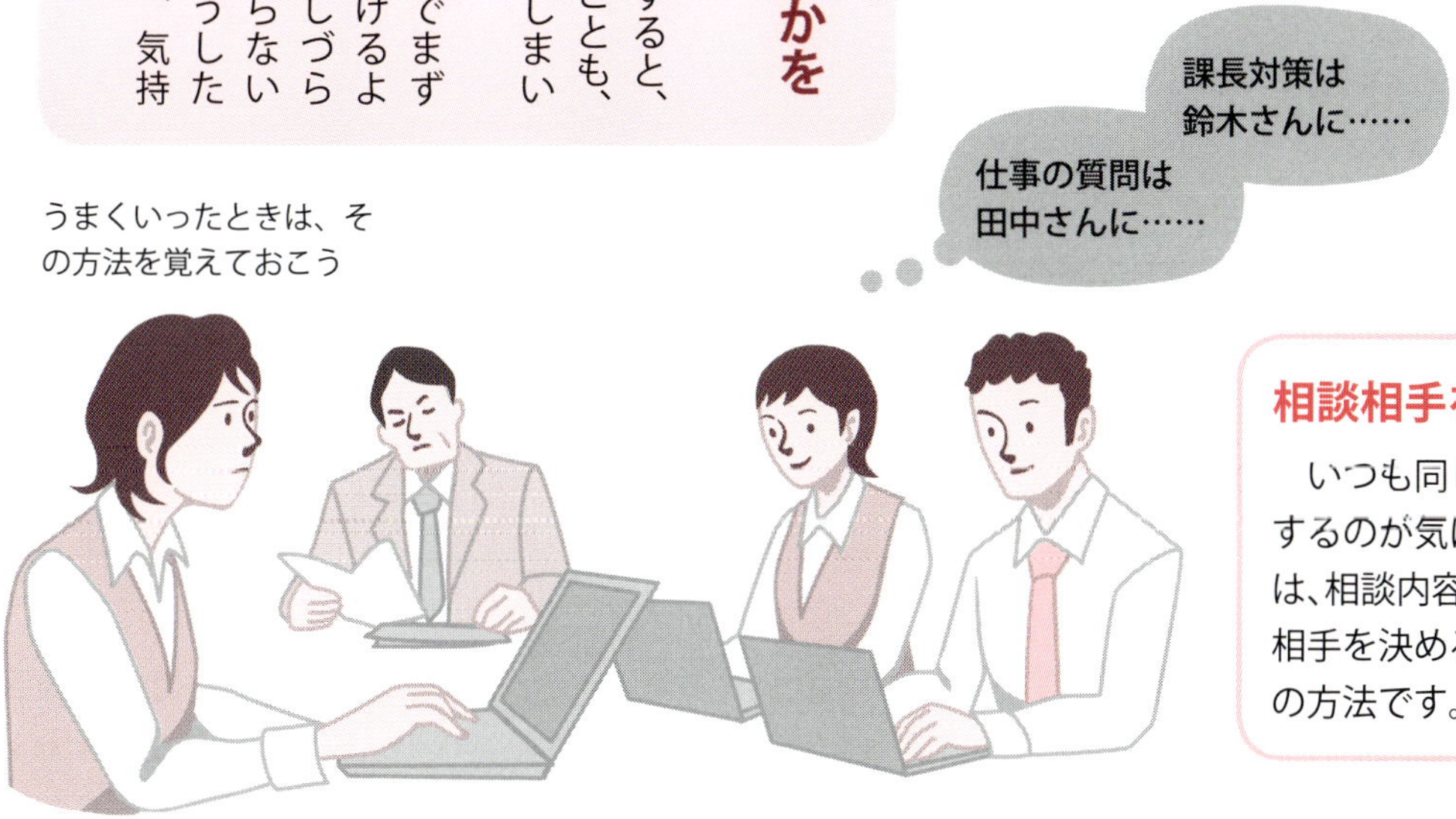
課長対策は
鈴木さんに……
仕事の質問は
田中さんに……

うまくいったときは、その方法を覚えておこう

相談相手を決める

いつも同じ人に相談するのが気になる場合は、相談内容によって、相手を決めるのも１つの方法です。

苦手なことは前もって、具体的に伝えて

ふだん苦手なことを前もって伝えるだけではなく、体調など、その日の変化なども、朝、早めに伝えておくと、相手も対応しやすくなります。

また、苦手なことは、具体的に知らせておきましょう。たとえば、「初対面の人と一対一で話すのが苦手」なのか、「大勢で話し合うのが苦手」なのかで、周囲ができることが異なってくるためです。

備えがあれば憂いは軽くなる

仕事や対人関係で苦労があるときに、前もって相談相手を決めておくなど、自分でできる対処法もあります。相談しても、解決しないこともあるでしょう。しかし、悩みを話して、励ましてもらうだけでも、気持ちが軽くなる場合もあります。

心がけ③

体調をととのえ、よい関係をつくる

体調がよくないと、症状も悪化しやすいもの。大切な予定や、やりたいことがあるときには、前もって体調をととのえておきましょう。

自分の体調を知る

体調の波は、最初のうちはつかみにくいかもしれません。下の目安を参考に、ふだんの生活で、自分なりのサインを見つけるとよいでしょう。

季節の変わり目

天候不順や季節の変わり目には、体が順応するのに時間がかかります。自分で気づかなくても、疲れがたまりやすいので注意しましょう。

睡眠不足

時間が十分でも睡眠不足の場合もあります。

Check!

- □ 寝覚めが悪い
- □ 起きたあとも体がだるい
- □ なかなか寝つけない
- □ 何度も目が覚める
- □ 昼夜逆転になりがち

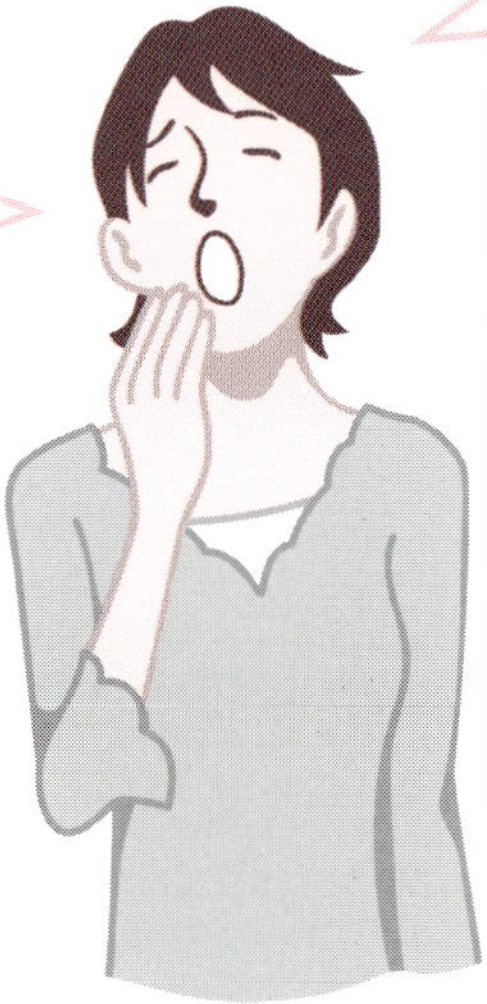

元気度

気分や感覚だけでなく、自分の行動や体の調子からも元気の程度を推測できます。

Check!

- □ カゼなどで体調不良
- □ 朝、あいさつする気も起こらない
- □ 食欲がなく、おいしく食べられない
- □ おなかの調子が悪い

女性では、生理前や生理時に体調が悪くなりやすい

体調に気を配り予定を調整する

統合失調症の人のなかには、「体調が悪いときには幻聴などが起こりやすいため、他人に会わないようにしている」という人もいます。

これは見方を変えれば、人と会う約束や、やりたいことがあるときは、よいコンディションで臨めるよう、前もって体調をととのえればうまくいくということです。

体調に気をつけていると、「どのくらいがんばると、翌日に疲れが残るか」などもわかってきます。がんばった翌日には休む時間をつくる、ほんとうにやりたいことはチャレンジし、それ以外は次の機会にするなど、自分で予定を調整できるようにしていきましょう。

準備と対処、アフターケアが重要

　前もって準備し、がんばった後は、休息も予定に入れておきましょう。体調をくずしてしまったときの対処も、あらかじめ考えておけると万全です。

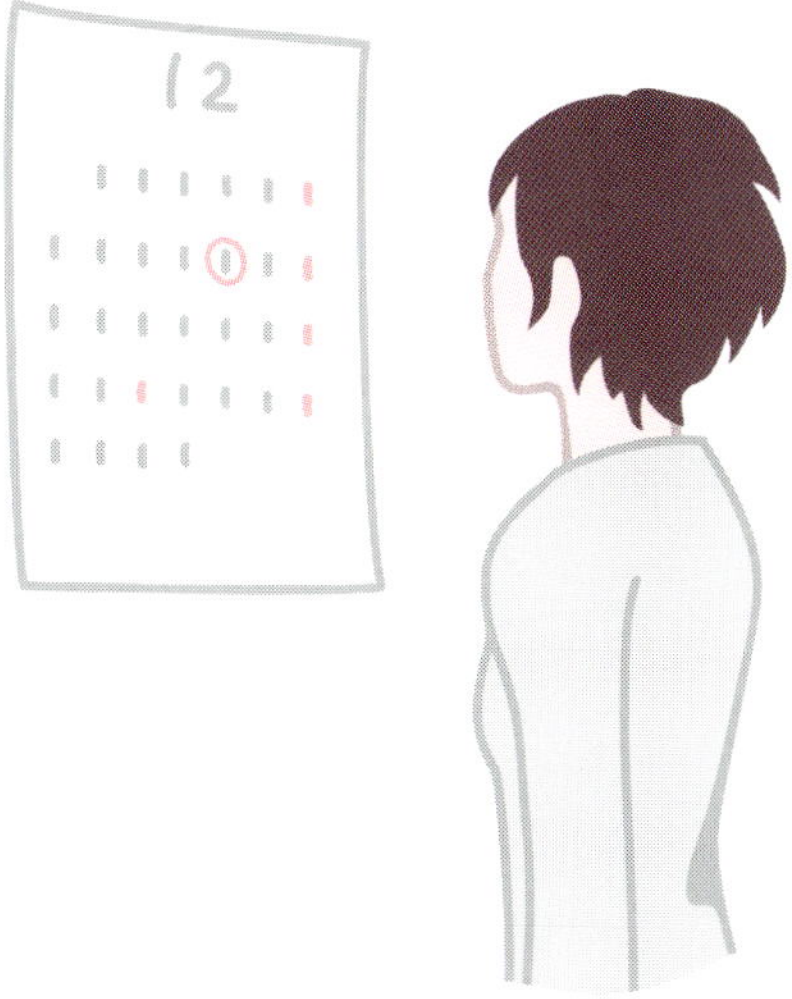

準備

前もって体調をととのえる

大切な予定があるときは、その前に無理を避けたり、前日は早めに寝るなど、体調をととのえておく。また、休息のための予定も立てておこう

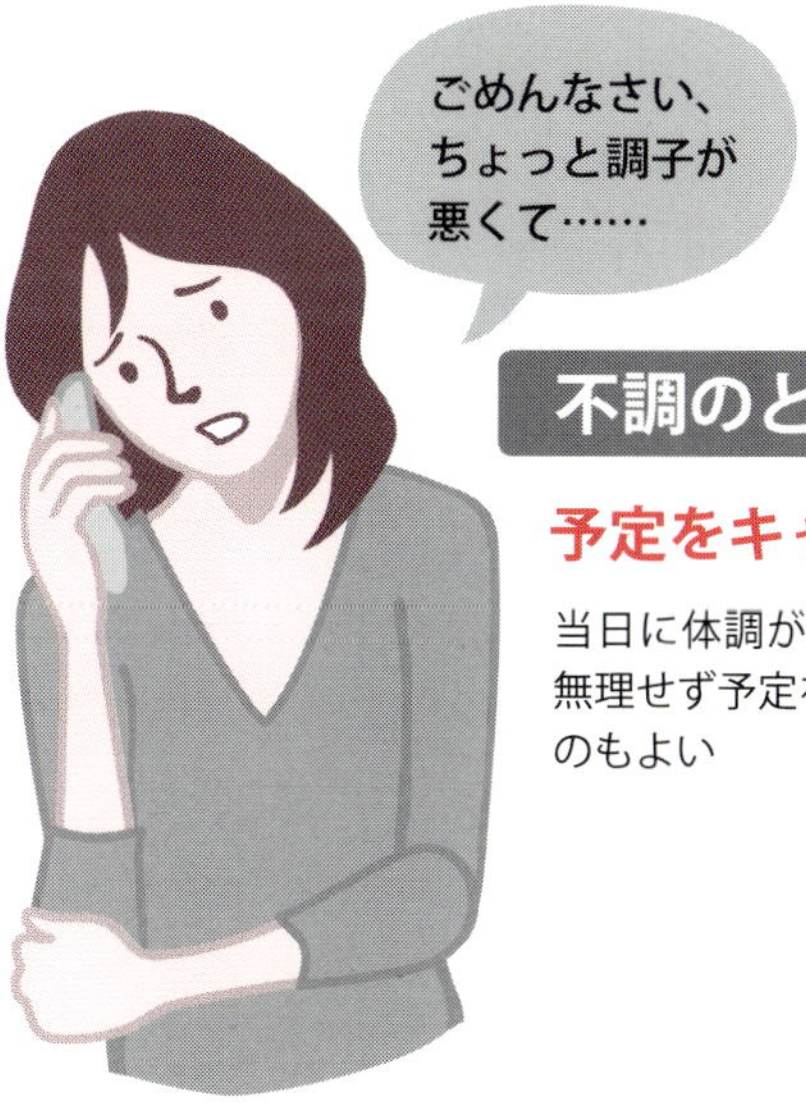
ごめんなさい、ちょっと調子が悪くて……

不調のときの対処

予定をキャンセルする

当日に体調が悪いと感じたら、無理せず予定をキャンセルするのもよい

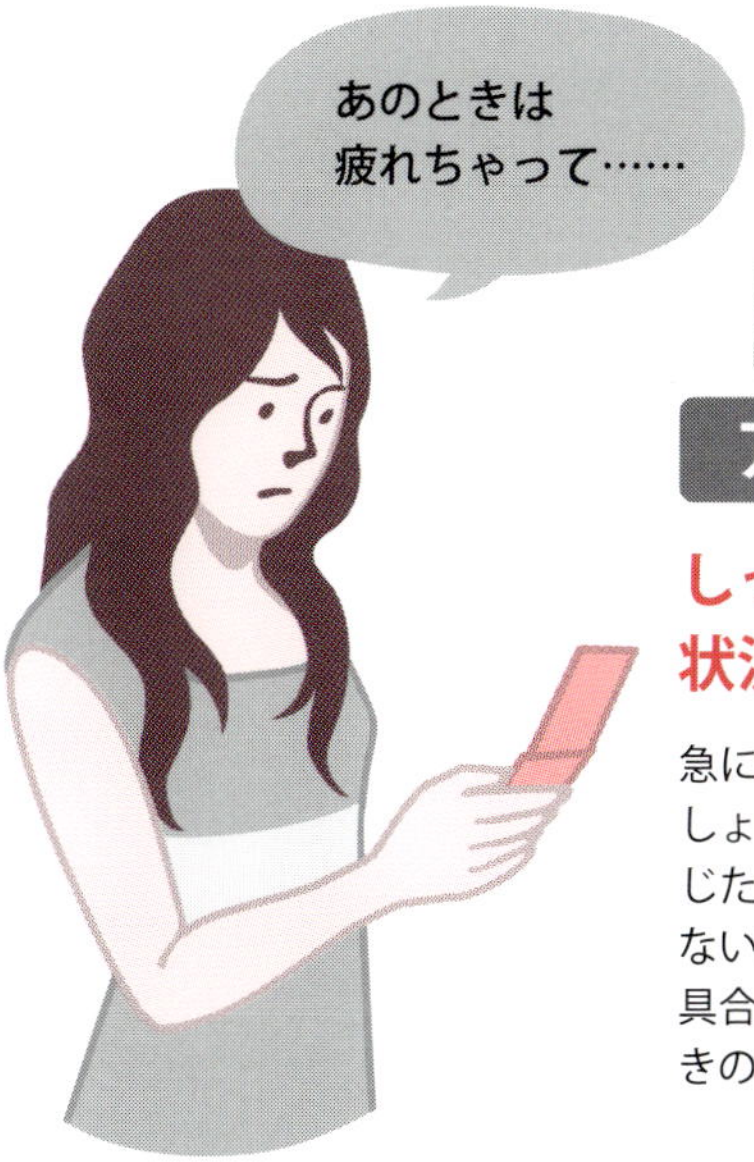
あのときは疲れちゃって……

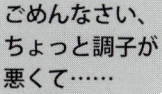

アフターケア

しっかり休み、状況を説明する

急に具合が悪くなったなど、いっしょにいた人に迷惑をかけたと感じたら、病気について知らせていない相手でも「最近疲れやすくて具合が悪くなった」など、そのときの状態を知らせておこう

　無事に予定どおりできたときでも、自分自身のアフターケアを忘れずに。大切な約束を果たしたときは、楽しいできごとでも、けっこう疲れているものです。ふだんより長い睡眠をとったり、のんびりとすごす時間をつくり、体力の回復に努めましょう。

みんなの経験がヒントになる

発信だけでなく、受けとることもまたコミュニケーションです。伝えかただけでなく、話を聞くことに注意をはらっている人もたくさんいます。

自分流を増やしていって

統合失調症の人の多くが、周囲の人とのかかわりで苦労し、工夫を重ねています。ここでは、たくさんの人の経験や工夫を紹介します。困っていることがある人は、これをヒントに、自分流に応用してみてください。

私の場合は……

あいさつだけは欠かさない

朝起きたときの「おはよう」、出かけるときの「行ってきます」などのあいさつは、しんどいときでも欠かさないようにしています。人との会話のきっかけになりますし、生活のリズムをととのえるのに役立ちます。

ありがとうを忘れない

わかってほしいことを伝えるだけでなく、「いつもありがとう」というメッセージを、電話や態度、言葉ではっきり表すように心がけています。

症状か迷ったら、確かめる

病気の症状で、時々周囲の人が自分の悪口を言っているように感じます。そのときは、「症状かもしれないけれど……」と断ったうえで、そばにいる人に確認するようにしています。

自分の対処法は変えることができる

仕事で周囲とのコミュニケーションに悩み、「上司が変わってくれれば……」と思ったことは何度もありますが、人は変わりません。けれど、自分の対処法を変えることはできます。嘆くよりも、わかってくれる人を探すようにしています。

相手の話をしっかりと聞く

話すときには、身振りを交えながら、ゆっくりおだやかに話すように心がけています。相手の意見をよく求め、真剣に耳をかたむけるようにすると、私の話もよく聞いてもらえるように感じます。おたがいコミュニケーションがとれてくると、信頼関係ができてきて、より深い部分の気持ちも話せるようになると思います。

積極的に相談する

自分の状態は自分しか変えられないので、困ったことがあるときには、気づいてもらうまで待つのではなく、積極的に相談するように心がけています。能動的なほうが、よりリハビリになると思います。

人との出会いを大切にしたい

今まで周囲の人とはぶつかってばかりでした。でも、きっかけがケンカであっても、得られたものもあります。いろいろな人に出会ったこと、一つひとつを大事にしていきたいと考えています。

病気について伝える言葉を準備する

病気のことを知らない人に会ったときに、スムーズに説明できるように、説明する言葉を考えて準備しています。

相談相手をつくる

入院中も、病棟内で友人をつくって、楽しく過ごすようにしました。悩みやぐちを聞いてもらい、よき相談相手になってもらいました。それも、自分の気持ちを伝える練習になったと思います。

勇気を出して自分の気持ちを言ってみる

病院の帰り、バスの中で実習生が「精神科の実習はいやだな」と話しているのが聞こえ、ショックでした。迷った末に病院のスタッフに相談したところ、デイケアの実習の際、本人から謝罪を受けました。やはり声をあげることは大切だと思いました。

病気のことは言わずに過ごす

自分の周囲には、病気の症状はもちろん、身近に病気の人がいるということすら知らない人が多いので、病気のことを話したり、病気のことを理解してほしいとは言わずに過ごしています。会社では、ただ「しんどい」ということだけを伝えて、負担の少ない作業に変えてもらっています。

伝え合う

「ピアカウンセリング」が広がりつつある

「ピア」とは、もともとは友人、仲間などという意味です。「ピアカウンセリング」は、同じ経験をもつ人が語り合い、分かち合う場です。

同じ悩みをもつ人はもっともよき理解者になる

統合失調症の本人でも、その家族であっても、悩みがあるときには、だれかに相談したり、話を聞いてもらいたいと思うものです。

同じ経験をした人どうしなら、おたがいの状況、気持ちを推測でき、理解し合えます。たとえ直接の解決に結びつかなくても、話したことが受け止められると、気持ちが軽くなります。

このように、同じ経験をもつ人が話し合い、気持ちや悩みを解放していく「ピアカウンセリング」が、最近注目されています。

ピアカウンセリングでは、同じ病気や悩み、症状がある人が話し合って、おたがいに悩みを解決するための工夫やヒントを見出していきます。

「カウンセリング」という名前がついていますが、「悩みを話す人（助けられる人）」と「答える人（助ける人）」という一方的な関係ではありません。対等な立場で、「話し合う」、「聞き合う」、「助け合う」ことを目的としています。

自分で自分自身を助ける

ピアカウンセリングでは、自分のことを話すことはもちろんですが、相談を受けた人も、「そのときは……したほうがいいよ」という指示やアドバイスではなく、「そんなとき、私は……している」という具合に、自分の経験にもとづいて答えるようにします。

こうしたやり取りを通じて、自分がどのように感じているのか話し、相手の経験を自分なりに消化して、問題に当てはめていく……というように、自分の悩みに主体的に取り組むことになります。

行う場は増えつつある

ピアカウンセリングは、地域活動支援センターや作業所、デイケアなどで行われるケースが多いようです。基本的に、相談を受ける人は病気の本人であってもトレーニングを受けていますが、進めかたは、場所によって異なります。専門家やスタッフが同席せず、病気の本人だけのグループで進行している場合もあります。

カウンセリングとはここがちがう

ピアカウンセリングは、1対1とはかぎりません。「リーダー」を決めて進行する方法や、自由に発言する方法などさまざまなスタイルがあります。

自分の体験談を話す

人の話を聞いて、同じように感じたり、似た経験をしたことがあったら、それを話します。相手の話と自分の話をくらべて相手に直接意見を言ったり、アドバイスすることはさけます。

私は……と話す

ピアカウンセリングでは、「私」を主語にして、自分自身の話をします。悩みや困っていることだけでなく、うれしかったこと、腹が立ったことなど、広く自分の気持ちや経験を話します。

主体性をもって取り組む

指示やアドバイスに従うのではなく、相手の経験をヒントにして、自分の問題に取り組みます。そのためには、受身でその場にいるのではなく、主体的に語り、また、相手の話を聞きます。そのようにすることで、自分の問題に向き合い、解決のヒントをつかみ、自分の方針を決めていくことができるのです。

聞き合う

ピアカウンセリングは、いわば円陣バレーのようなもの。自分の話をするだけでなく、おたがいに話をしっかり聞き、そのうえで自分の経験を踏まえて語り返すことで、会話の輪が広がっていきます。

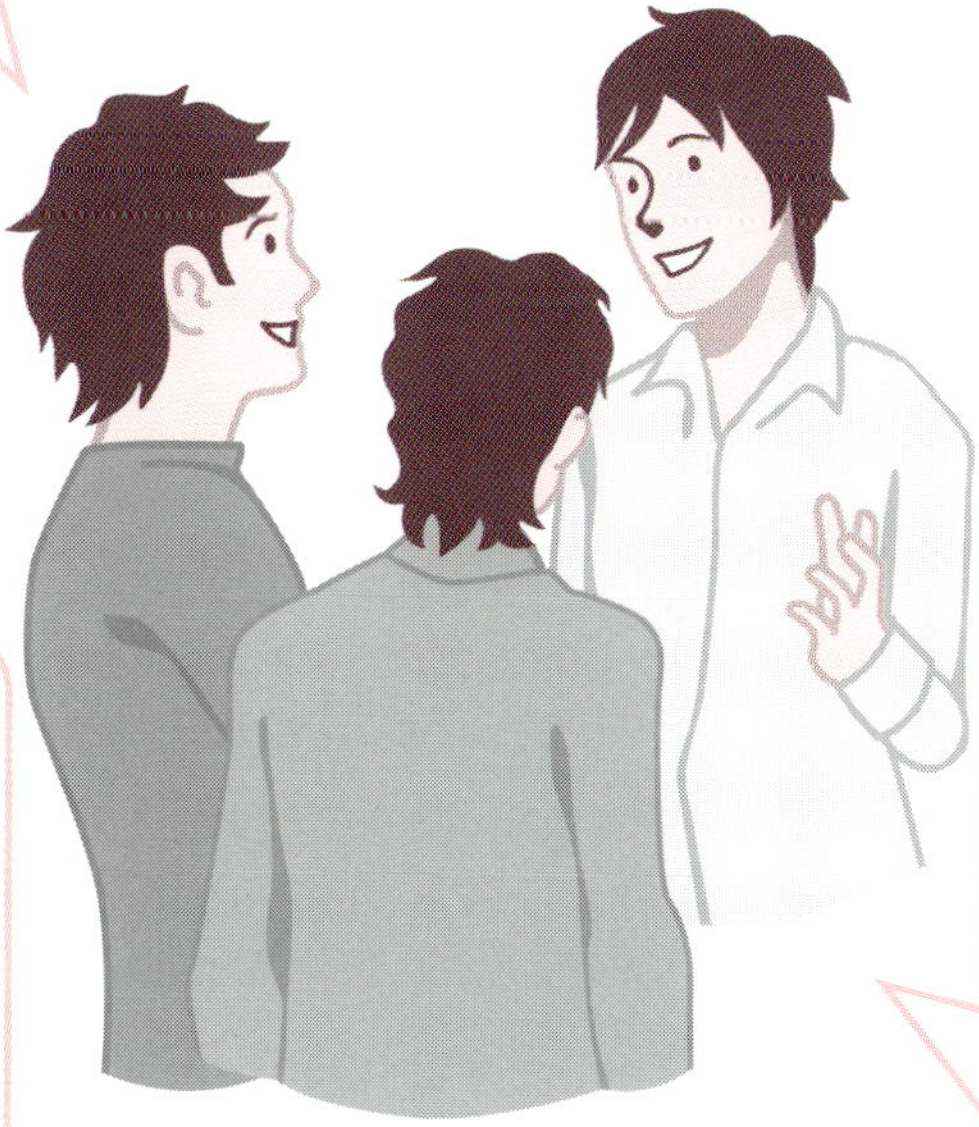

自分の話を共感して聞いてくれる仲間がいて、自分の経験が人の役に立つ場所があることが、安心感や自信につながる

Column

こころの病気がある人の地域生活をサポートするコンボ

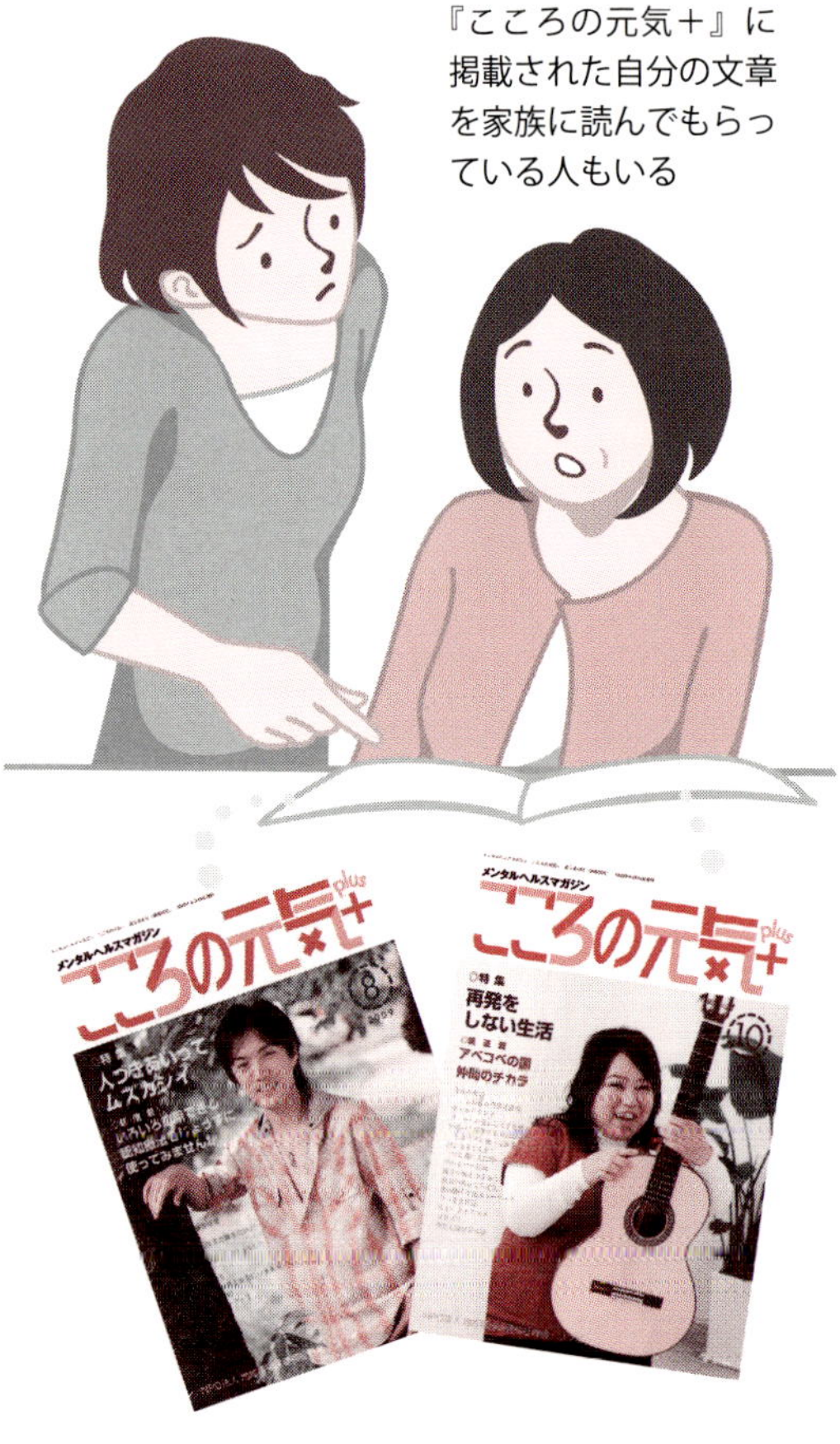

『こころの元気＋』に掲載された自分の文章を家族に読んでもらっている人もいる

自分らしく生きることができる社会を目指す

地域精神保健福祉機構（コンボ）は、こころの病気がある人たちが、病院内ではなく、地域社会で自分らしく主体的に生活できる仕組みづくりを目指すNPO法人です。

コンボでは、月刊メンタルヘルスマガジン『こころの元気＋《プラス》』を発行しています。医師や専門家が病気や薬の正しい情報を解説するだけではなく、本人や家族の声を多く取り上げて編集されているため、おたがいの気持ちがわかる助けになります。

また、「地域生活中心の医療」に向けた改革、就労支援や家族学習会プログラムなどの普及にも取り組んでいます。地域で活動する作業所、地域活動支援センター、患者会、家族会などとの連携を通じて、障害のある人たちが暮らしやすい地域や社会の仕組みづくりも進めています。

コンボ（COmmunity Mental Health & welfare Bonding Organization）
についてくわしくはホームページ http://www.comhbo.net/ へ　TEL：047-320-3870

5 家族が

わかり合うために心がけたいこと

本人のペースに合わせて、急がず、ゆったりとした接しかたを心がけている人はたくさんいます。しかし、「ゆったり」といわれてもむずかしいもの。具体的な目安や方法を参考にしてください。

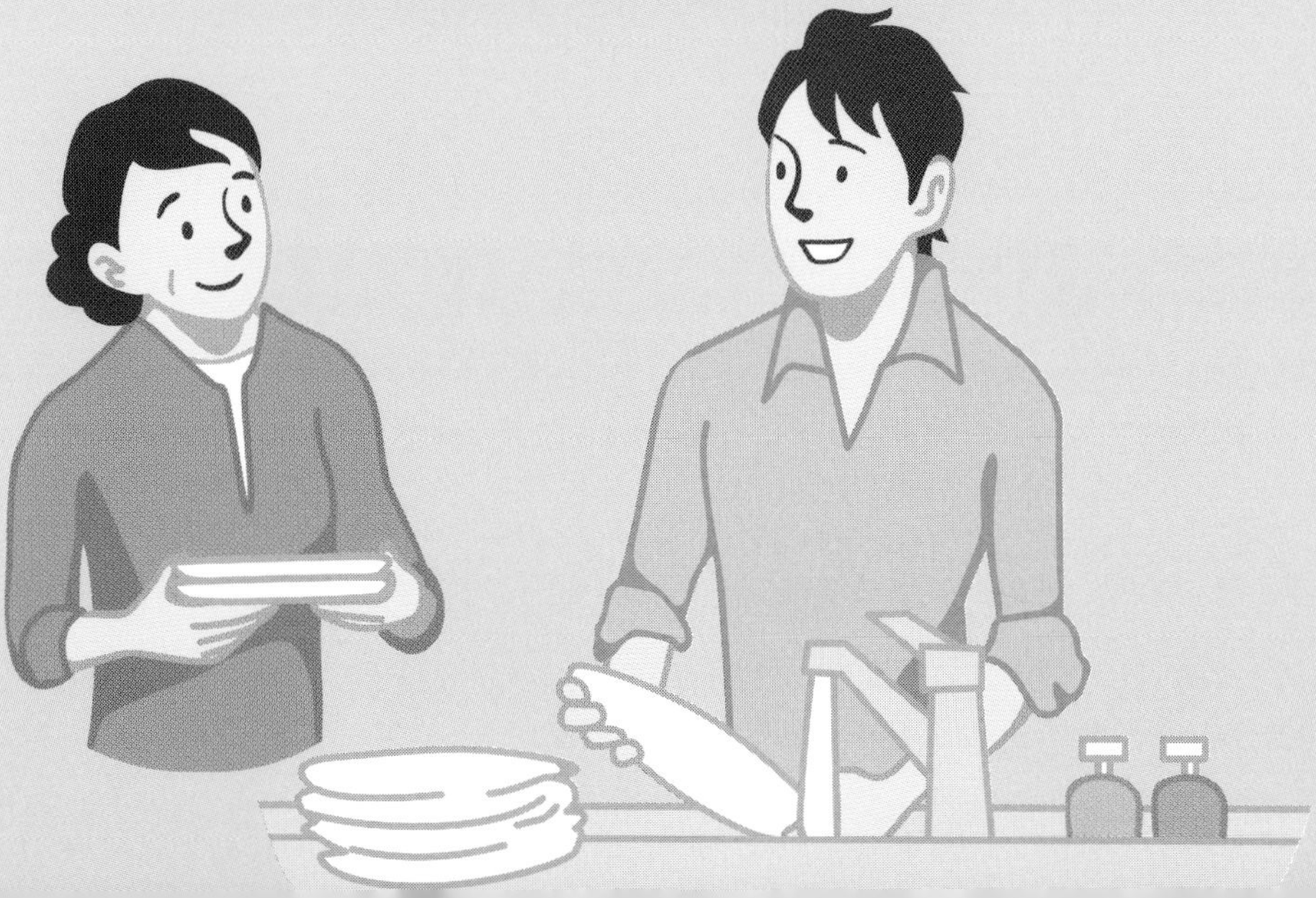

家族だけで抱え込まない。周囲の応援も受けながらサポートしよう

本人ばかりでなく家族や周囲の人が、サポート制度についても知っておくことは、生活を楽にしていくためにたいへん役立ちます。情報を得るためには、医療機関の相談室や市町村の担当課（障害者支援課など）、インターネットなどが利用できますし、デイケアや作業所、地域活動支援センターでは、家族と本人がはなれてすごす時間や場所をつくることができます。家族が抱え込みすぎにならず、余裕をもって本人に接することができるようになると、円滑なコミュニケーションがはぐくまれ、本人の回復も促されるというよいサイクルが生まれるのです。

医師

病気の診断や治療、薬などについての情報を得られます。ただ、家族が医師に相談したいことがある場合には、本人に隠して医師に連絡するのは望ましくありません。本人に、「医師に相談したいことがある」と断るか、診察に同行するほうがよいでしょう。

病気の情報

専門家に相談するほか、書籍やインターネットなども利用できます。地域や医療機関で開催される「家族相談会」でも、体験にもとづく豊富な情報が得られます。コンボ（→ 82 ページ）でも、病気の知識や対応法など、さまざまな情報を発信しています。

精神保健福祉士（PSW）

就労や経済支援など、生活全般の相談・支援にあたります。精神保健福祉士は統合失調症などがある人々の「生活のしづらさ」を理解しているので、症状に合わせた対策なども相談できます。病院の医療相談室、地域活動支援センター、相談支援事業者、市町村の窓口などで働いています。

趣味や仕事

家族自身が、趣味や仕事、自分の生活を大切にすることは、本人にもよい影響を及ぼします。いろいろな人のサポートを受けながら、家族のそれぞれが自分のための時間を確保しましょう。

デイケアや作業所

デイケアや作業所は、さまざまな作業や仲間との交流を通じて、対人関係などのリハビリを行うところです。デイケアは、医療機関や保健所などに設置されています。作業所（共同作業所）は、NPO などでおもに行政からの補助によって運営されています。最近は、障害者自立支援法のなかで、就労支援や生活訓練に積極的に取り組んでいるところも増えています。

本人の仲間づくりの場として、また通うことで生活のリズムをととのえる場としての役割もあります。

家族会

統合失調症など、こころの病気の人の家族によって運営されています。同じ悩みをもつ人が集まって話し合い、励まし合ったりするほか、専門家を招いた講演会や勉強会などを行っているところもあります。

家族会の情報は、医療機関のほか、地域の保健所などで得られます。

保健所や地域活動支援センター、保健福祉センターなど

保健所や、市町村の障害者福祉担当窓口では、受診させるまでの相談、生活で困ったこと、また経済的な支援制度などの相談に応じてくれます。地域活動支援センターは、地域生活での不便を解消するための、日常生活に即したサービスを提供しています。

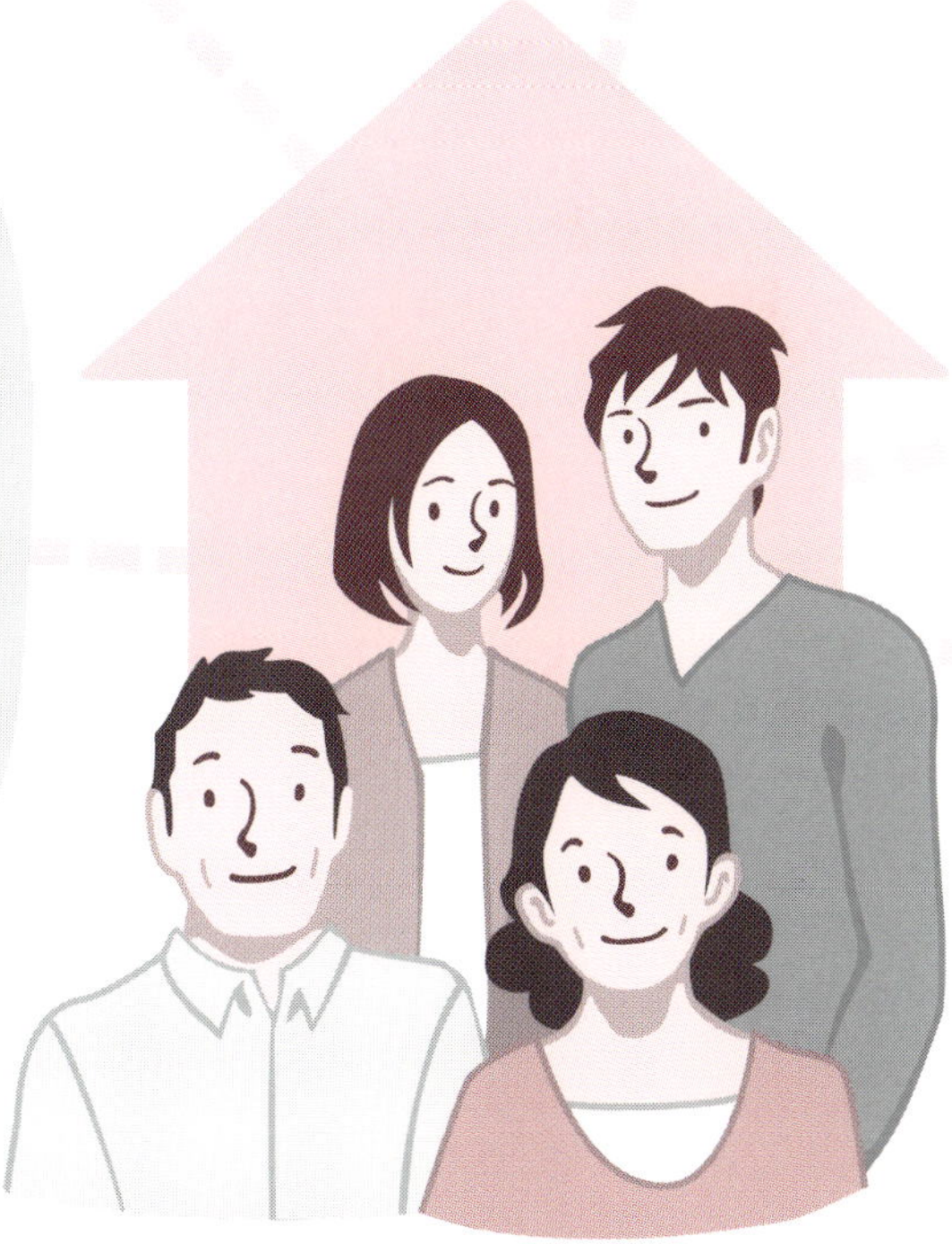

自分たちだけで抱え込まない。専門家や仲間の支援を積極的に活用して、よりよい関係を築いていこう

話し合いのなかで愛情を伝える

「つかずはなれずの距離」は、本人を客観的に見られる程度の遠さで、必要なときにすぐに手を差し伸べられるくらいの近さです。

まずは三秒考えて

本人の元気のない様子を見て、つい心配しすぎたり、「しっかりしなさい」と言いたくなったりしてしまうかもしれません。

もし、「ひと言」言いたくなったら、まずは三秒考えて。別の言いかたはないか、言わなければならないことなのか検討してみましょう。本人もわかってはいるけれど、病気の症状もあってうまくいかず、指摘しても役に立たない場合や、言われるとかえってつらくなる場合もあることも見えてきます。

大切なのは、三秒待てる「つかず離れず」の距離を保つこと。説教を言わずにすますほうが、本人を助けることもあるのです。

意識して変えていく

接しかたを変えるには、まず自分の行動を変えることです。3つのポイントを意識しましょう。

心配　不安　後悔

これらの感情にとらわれたままでは、適切な距離はとれない

知識・情報　統合失調症の特徴、薬の作用と副作用、接しかたの基本など、知識と情報をもっておきましょう。

よく見ること

先入観なく見ることは案外むずかしいものです。「なまけている」と思って見れば、なまけているように見えてしまいます。

落ち着き（冷静さ）

一歩引くと、ものごとの全体が見えてきます。自分の生活に余裕をもって、冷静になろうと心がけることが、近づきすぎを防ぎます。

適切な距離を保って接することができるようになる

「気づかい」を率直に伝える

本人の状態で気にかかること、心配なことを伝えるときは、「事実」と「感想」を率直に伝えましょう。

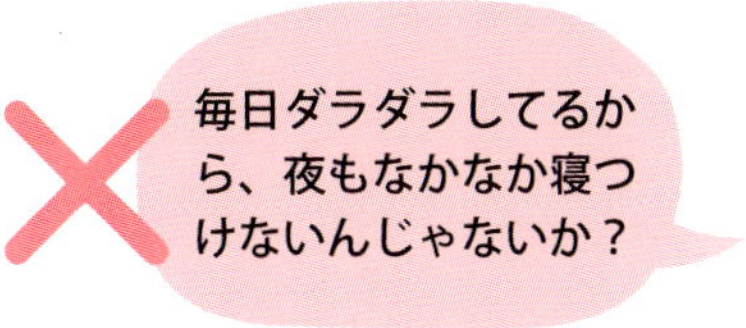
毎日ダラダラしてるから、夜もなかなか寝つけないんじゃないか？

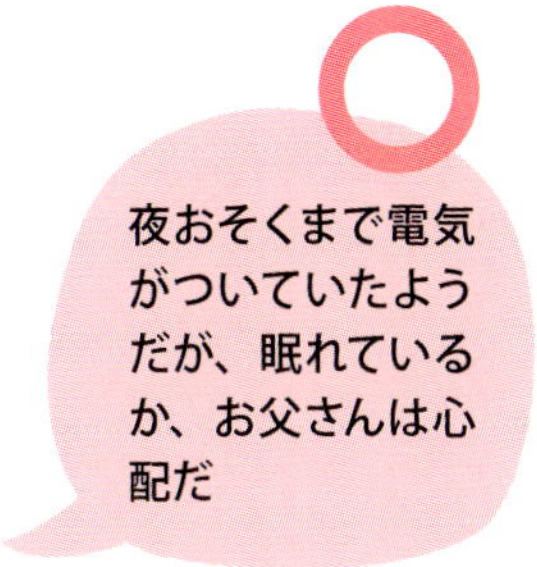
夜おそくまで電気がついていたようだが、眠れているか、お父さんは心配だ

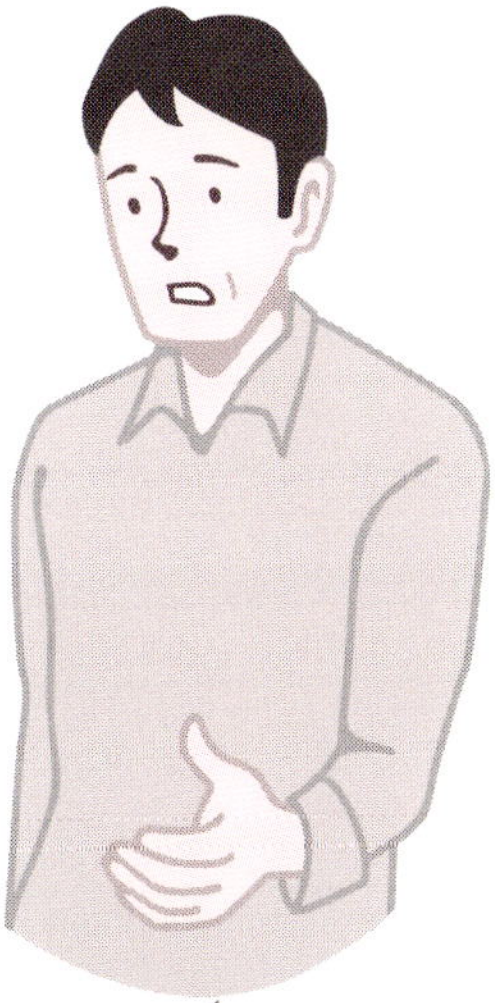

批判や説教は反発を招く

「ダラダラしている」のは印象で、「寝つけないのではないか」というのは推測です。説教口調は、反発を招きますし、本人の考えを無視した押しつけになってしまいます。

「私は……」と伝える

家族から見て心配なことは何か、それについて自分がどのように思っているか、簡潔に伝えます。「私は……が心配だ」というように、主語をはっきりさせると、批判や説教になるのを防げます。

折を見て、くりかえし根気よく伝えましょう。

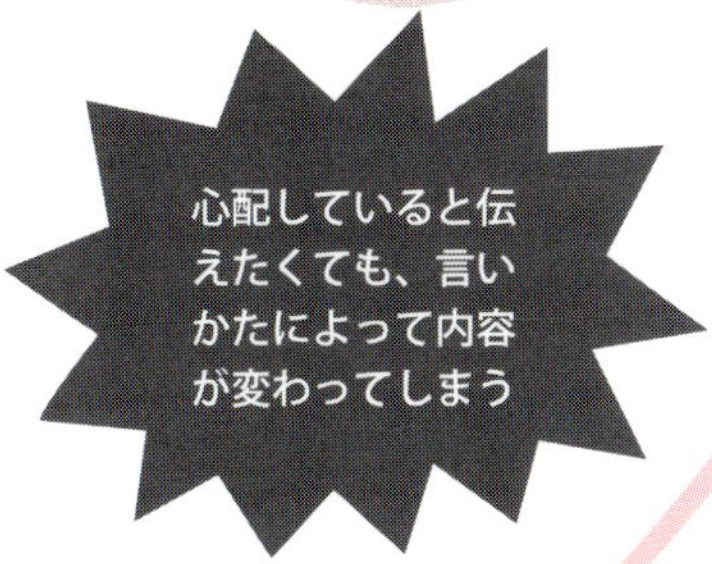
心配していると伝えたくても、言いかたによって内容が変わってしまう

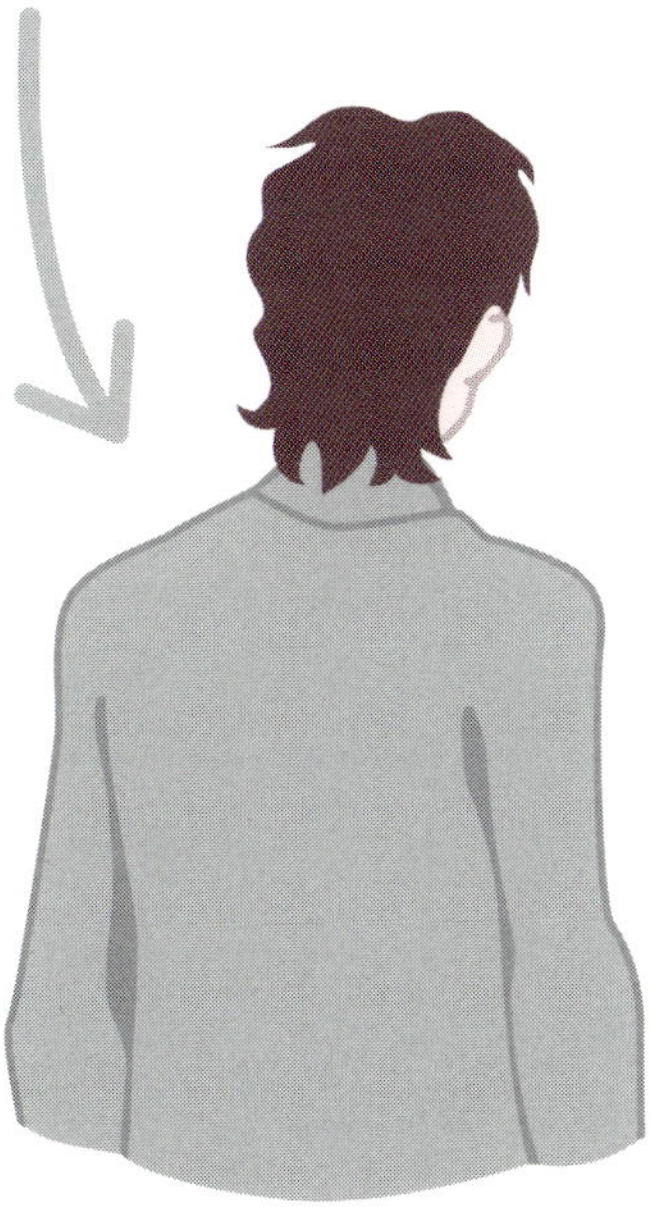

本人の考えやありかたを否定するよりも、何気ない会話を交わすようにすることで「あなたはいつも大切な家族の一員だ」という気持ちを伝えるようにしましょう。

本人ができることは本人にまかせる

つかずはなれずの距離で接していると、おのずと助けすぎが減り、自分のことを自分でする環境ができてきます。

徐々に、少しずつまかせる

自分のことは自分で、が原則ですが、体調によってはむずかしい場合が多々あります。ポイントは「いつまでも肩代わりしない」ことと「突然やらせない」こと。体調を見ながら、少しずつまかせていきましょう。

服薬の管理

急性期には、薬の種類やのむ時間をまちがえずに服用することが困難な場合もあり、家族が管理をゆだねられることもあります。しかし、症状が落ち着いてきたら、相談しながら、本人にまかせていきましょう。薬とのつき合いを学ぶのも、回復のための大切なステップなのです。

身の回りのこと

部屋が散らかっていたり、脱いだものがたまっていると、つい見かねて掃除・洗濯をしたくなりますが、これもやりすぎないことです。ルールを決めたり、ひと声かける習慣をつけましょう。

- **掃除**……「あなたの部屋も掃除したい」と声をかけてから入る
- **洗濯**……洗濯の前に、洗い物があるか声をかける
- **服装**……「いつも同じ格好だね」と批判するのではなく、着替えたときに、「今日はさっぱりしている」「おしゃれだ」とすかさずほめる

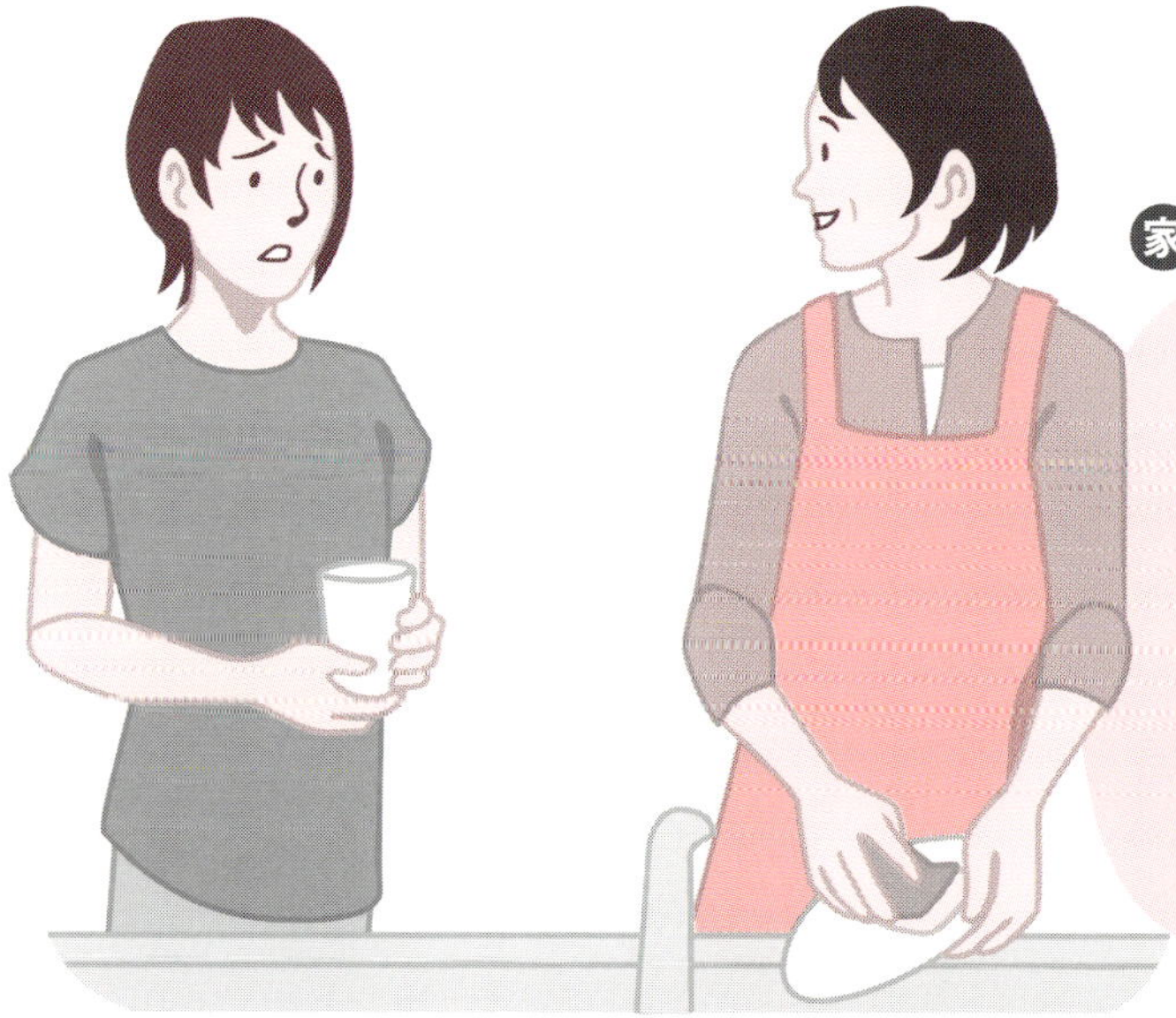

ルールにのっとってするほうが、本人も家族も気持ちが楽

家族は

たとえば、本人が自室で過ごすときに湯飲みやコップを持っていってしまい、足りなくなることがあります。各自で自分のコップを決めて管理するなど、ルールを決めます。

金銭管理

お金の管理は、家族も本人も、将来不安に思っていることの一つです（62ページ参照）。

そのため、本人に管理させていない場合が少なくないようです。

金銭管理は、日ごろの積み重ねで身につけるもの。小さな失敗からも学ぶつもりで、お金の使い方を相談しながら体験できるのが望ましいありかたです。

定額制にする、相談してから買うなど、簡単なルールから始めてみましょう。

家族の体験談

年齢相応の接しかたを心がけている

息子の障害年金を、利率のよい定期預金に組み替えたとき、息子から「無断でしないで」と怒られました。よかれと思ったことですが、本人は「子ども扱いされた」と不快に感じたと思います。デイケアの予約変更など本人の生活に関することは、ささいなことでも、本人の了解を得てからにしています。

生活のこと

診察日やデイケアの予約なども、本人が管理するようになったら、「次の予約はいつ？」「明日は診察日？」などと確認するのではなく、「診察日には起こしたほうがいい？」など、本人がスケジュールを立てるのを手伝うのも一つの方法です。家族のカレンダーを共有して、おたがいに予定を書き込むようにするのもよいでしょう。

経験が回復につながる

ものごとはなんでも、経験してみなければわかりません。身の回りのことや生活のことなどは、時間が多少かかっても、本人が経験を重ねることが、生活力の回復に結びつくのです。

ときには思い切って本人にまかせ、小さな失敗には目をつぶるほうが、本人がさまざまな力を回復させるチャンスを増やします。

調子が悪いと認めるほうが楽になることも

まかせようとしても本人の体調が悪く、何もできない時期もあります。そんなときに、なんとかやらせようとすると、感情がぶつかり、気まずさだけが残ります。

「今日は体調が悪いんだね」「いっしょにやろうか」「後でいいよ」など、本人の状態を認め、ほかの方法を提案するほうが、おたがいに楽にすごせる場合もあります。

接しかた②

しっかり聞き、ゆっくり話す

あせらないためには、「ゆっくり、ゆったり」を心がけましょう。自分の気持ちを整理したり、病気と向き合うときも、急ぐ必要はありません。

すべてにおいてゆったりと

ふだんの生活で、急ぎすぎないことは大切です。まず、病気からの回復をあせらないこと。本人のペースを尊重し、回復をゆったり見守りましょう。

家族が自分の気持ちを整理するのにも時間がかかります。時間をかけて見守ることが、家族にも本人にも必要なのです。

本人と接するときも、最初から完璧にしようとする必要はありません。みな、試行錯誤をくりかえしながら、自分なりの方法を模索しているのです。ゆっくりであっても時とともに成長しているのだということを心にとめて、あせらずに向き合っていきましょう。

ゆとりがあると気持ちもわかってくる

本人がどんな気持ちか、何を気にしているか、ふだんの様子をゆとりをもっててていねいに見るとわかってきます。

よく

見る

どんなときに楽しそうか、しんどそうか、本人の様子とそのときの状況の組み合わせに焦点をあてて見ていると、だんだんパターンがわかってきます。

聞く

たとえばほかの家族がいるときに病気の話をすると、生返事しかしないなど、会話の内容とそのときの状況に注意しながら聞いていると、本人が気にしていることがつかめます。

本人の気持ちがわかってくる

気持ちがあせっていると、早合点で相手の気持ちを決めつけがちなもの。家族が自分の気持ちを楽にできているときに、ゆっくり時間をかけて、本人の様子を見たり、何気ない会話を重ねると、新たな発見があることもあります。

話すときのポイント

家族が実際に心がけているポイントをまとめました。

本人の言葉を待つ

　できるだけ、本人が言葉にできるのを待ちます。助け船を出すときには「〜でしょ」と決めつけないようにしています。

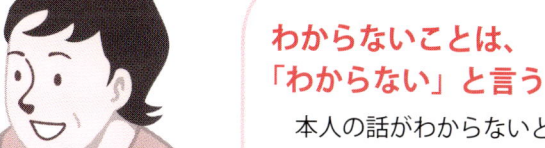

わからないことは、「わからない」と言う

　本人の話がわからないときには「ごめんね、よくわからないの」と伝えています。「あなたの味方として、あなたのことをもっと知りたいので、教えてね」というような言いかたもしています。

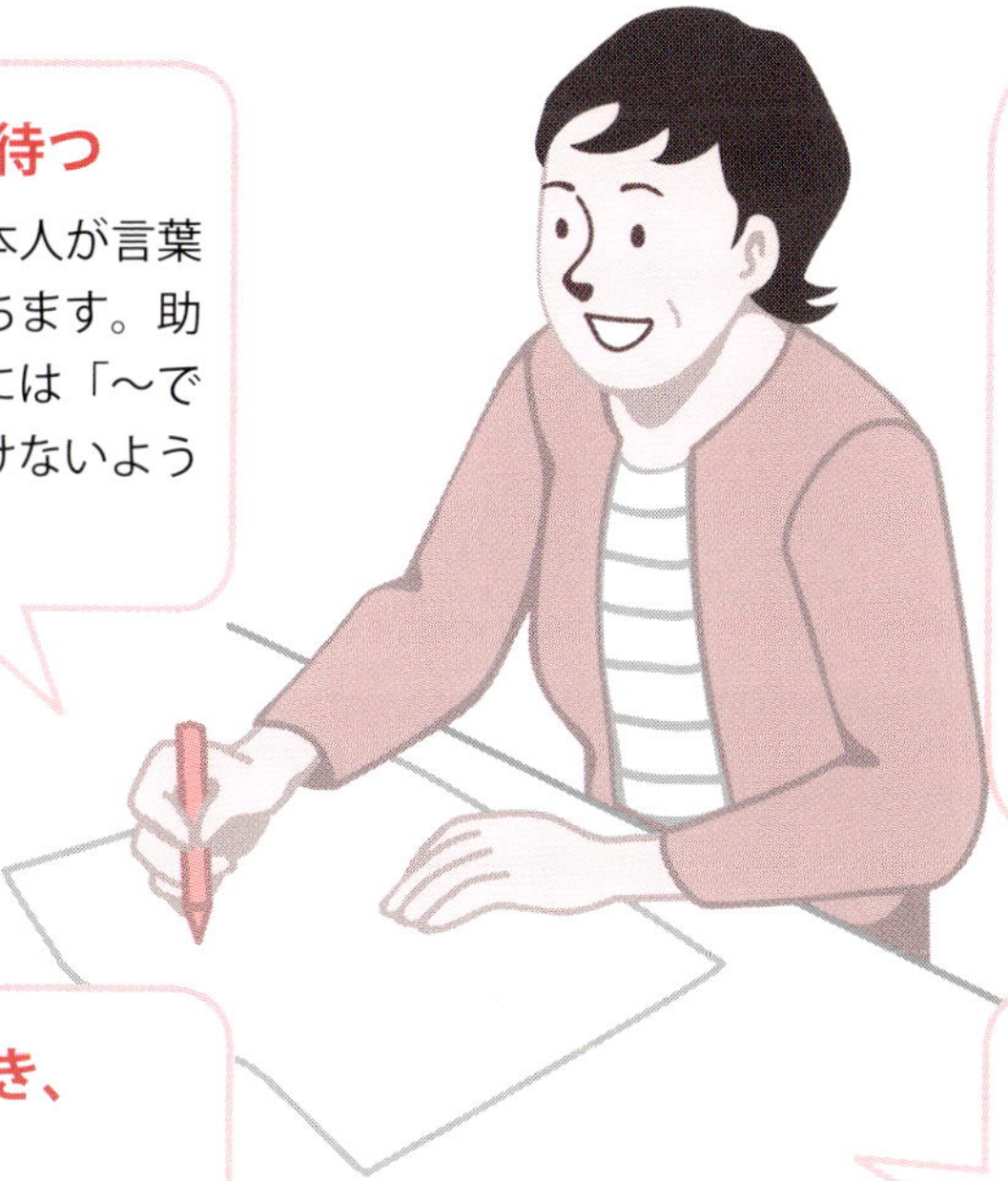

ていねいに聞き、明るく話す

　話すときも、聞くときも、明るい雰囲気で話すように心がけています。

「信頼される存在でいる」ことを心がけているという人も

紙に書く

　耳で聞いただけでは、わかりにくいこともあります。話しながら要点を整理したり、図に示したりすると、伝わりやすいようです。

ぶれない

　うそやごまかしは、すぐにばれてしまいます。また、以前話したことと違うことを言うと、本人は不快に感じます。「ぶれない」よう心がけています。

静かな声で話す

　静かな声でゆっくり話すと、おたがいあせらずにすみます。また、間をおいて、話した内容が頭に入る時間をとるようにしています。

知識をもっておく

　話の内容に関係することはもちろん、本人が関心をもっていることについて、家族も軽く知っておけるよう情報を集めています。

心がけ①

あせらない、あせらせない

本人のつらい様子を見ていると、しばしば家族はあせってしまいます。しかし、あせりは本人の混乱を招き、悪循環を生みます。

あせりはうつる

あせっていると、相手の言葉を受け止める余裕がなくなります。すると、相手もあせったり、混乱したりして、おたがいにどんどんあせってしまいます。

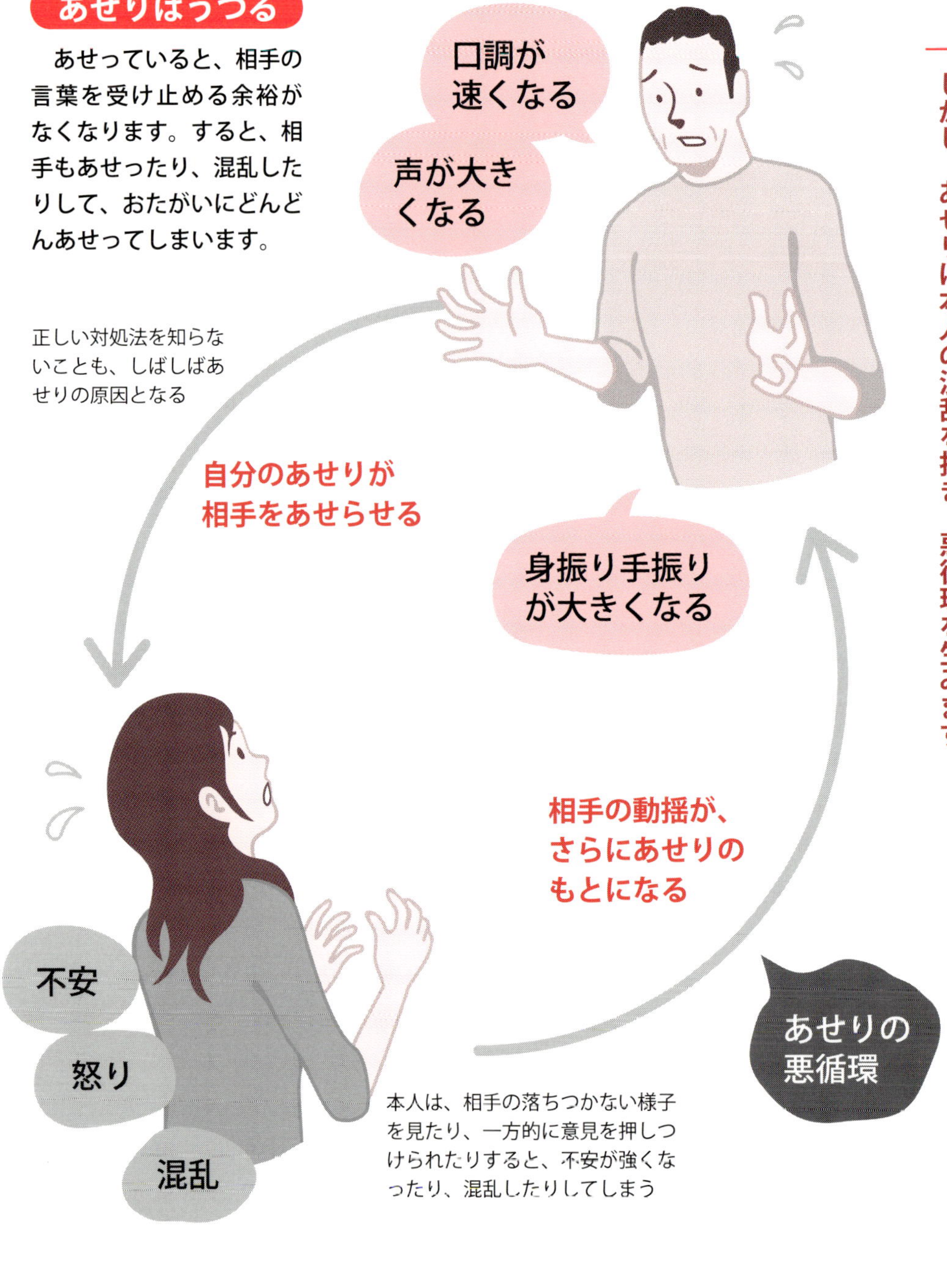

口調が速くなる
声が大きくなる
身振り手振りが大きくなる
正しい対処法を知らないことも、しばしばあせりの原因となる
自分のあせりが相手をあせらせる
相手の動揺が、さらにあせりのもとになる
不安
怒り
混乱
本人は、相手の落ちつかない様子を見たり、一方的に意見を押しつけられたりすると、不安が強くなったり、混乱したりしてしまう
あせりの悪循環

話す前に考える

話す前に、自分の気持ちが安定しているか、ゆっくり話せる静かな環境かどうか、チェックしておきましょう。

環境はどうか

- □ うるさくないか
- □ 本人の気に障るものがないか

周りが静かで落ちついていれば、気持ちも乱れません。また、本人が話を聞かれたくない人がそばにいないなど、本人にとって楽な環境をつくることも忘れずに。

本人の状態はどうか

- □ 疲れていないか
- □ ストレスの多い時期ではないか

話を聞く本人の体調にも気を配りましょう。

自分があわてていないか

- □ 話す時間が十分にあるか
- □ 話す内容は考えてあるか

時間が足りないとあせってしまいます。また、大切な話をするときは、前もって内容を整理しておくと、落ちついて話せます。

自分の状態はどうか

- □ 睡眠不足ではないか
- □ 疲れていないか
- □ 空腹ではないか

自分に余裕があると、あせらずにすみます。

あせりが本人をますます不安にさせる

あせって話していると、どうしても早口になったり、表情が険しくなったりします。また、自分の意見を言うことだけに集中しがちで、相手の言葉に耳をかたむけることがむずかしくなります。すると、相手も自分の意見を主張しようとあせって、コミュニケーションがぎくしゃくしてしまいます。

あせりの「原因」「前兆」を知っておく

あせりの悪循環を断つためには、あせっている状態で話すことを避けるとともに、「自分がどんなときにあせりやすいか」にも目を向けてみましょう。

上のリストは実際に家族が気をつけている点です。なかには意外なこともあります。しかし、こうした身近なことへの気配りこそが、日常の生活で大いに役立つのです。

心がけ②

自分の時間を充実させる

常に緊張している人より、ゆとりのある人のほうがつき合いやすいもの。家族も同じです。自分が充実していると、相手を受け止めるゆとりができます。

自分が満たされていないと、ゆとりをもつのはむずかしい

本人との関係も大切ですが、家族それぞれも自分自身の生活があり、友人と過ごす時間や、趣味に没頭する時間などが必要です。自分にとって有意義な時間があることは、ゆとりのある姿勢を保つために役立ちます。

看病やケアのために仕事や趣味を休止した場合には、いざ再開しようとしても、なかなか踏み切れない人もいます。その場合、しばしば、家族の病気で傷ついた自分の気持ちが障壁になっていることがあります。自分の気持ちを見直し、考えかたを変えていく努力が必要なときもあります。

自分の意識に目を向ける

心配しすぎたり、気持ちにゆとりがない状態が続くと、しばしば考えかたが硬直してしまいます。行動や考えかたを変えるには、サポートを受けながらチャレンジすることが必要な場合があります。

引け目を感じていないか？

病気に過度に責任を感じていたり、周囲に知られたくないという思いがあると、引け目を感じて、自分のために時間を使うことができません。

「自然体で」

意識して自然体で、というのもむずかしいものですが、信頼できる相手と相談しながら「自分は何をしたいか」「なぜ以前のように楽しめないのか」を考えると、引っかかっている気持ちが見えてきます。

悩みすぎていないか？

思うようにならないことや、将来への不安について考えすぎている状態です。

「特別な悩みと考えない」

なるようにしかならないと割り切ることも必要です。悩みすぎても実りはありません。今できることを大切にしましょう。

外の世界とのつながりをつくる

家族は、どうしても世界が狭くなりがちです。仕事や趣味、友人など、家庭の外の世界とのつながりを保っておきましょう。自分の体のケアを忘れないことも必要です。

仕事をやめない

仕事をやめて看病にあたるべきか悩む家族が多いのですが、やめずに続けている人はたくさんいます。仕事の時間と家の時間とで気持ちを切り換えられるため、心配しすぎたり、批判的になったりと「気持ちのうえで巻き込まれる」のを防ぐためにも役立ちます。また、仕事で人と関わることが、孤立感を和らげる場合もあります。

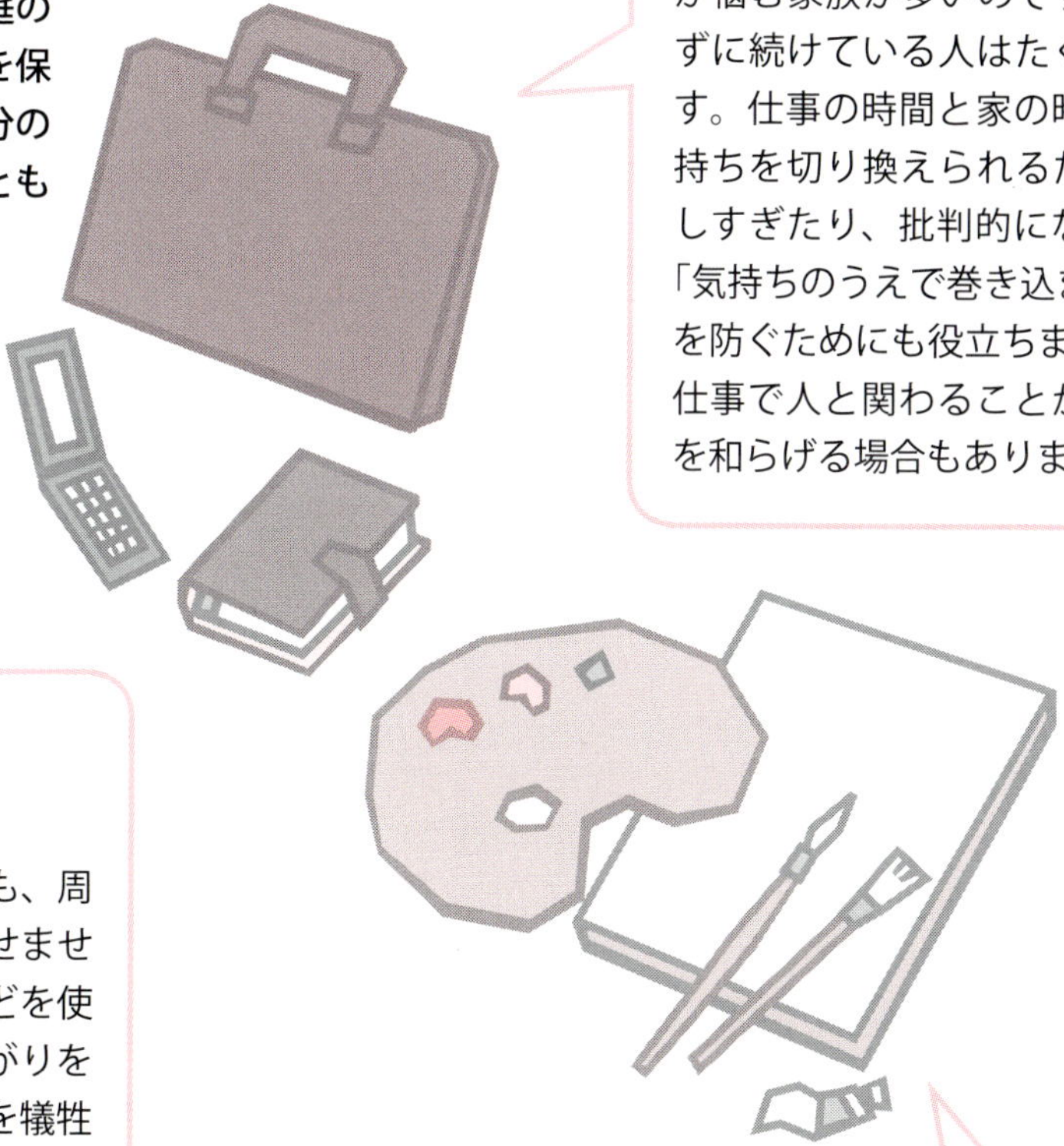

友人との連絡も保っておく

本人にも、家族にも、周囲の人の支えは欠かせません。電話やメールなどを使って、友人とのつながりを保ちましょう。自分を犠牲にせず、いろいろなサポートを利用して時間をつくり、友人と会いましょう。

趣味を続ける

趣味は気持ちにゆとりをもたらし、こころを豊かにしてくれます。前から続けていた趣味はできるだけ継続しましょう。たとえば山登りが趣味で今はむずかしいというときでも、山登りの仲間と会ったり、紀行番組や写真集を楽しむなど、工夫しだいで続けられるものです。

趣味を楽しんでいるときは、病気のことや悩みを忘れられる。また、楽しい気持ちがケアするゆとりをもたらしてくれる

メッセージ集

不安はあるが、できることも多い

ここに紹介するのは、家族の声です。日ごろ心がけているポイントや、将来への不安のほか、自分自身の葛藤などさまざまな声が寄せられました。

周囲の理解が助けになる

統合失調症の人と暮らす家族は、日々、ちょっとした工夫を重ねています。最初のうちは失敗しても、時とともに、接しかた、症状の対処もスムーズになってきます。

しかし、社会に目を向けると、まだ心配のタネが残されています。病気への無理解、誤解、偏見、本人の将来への不安などです。上に紹介するのは、家族の工夫や経験のほんの一部です。偏見に苦しむ一方で、理解ある人との出会いもあることがうかがえます。

周囲に理解があれば、家族や本人の負担は軽くなり、行動範囲も広がるはずです。理解が、家族や本人を助けるのです。

私はこんなふうにしている

晩酌は欠かさない

自分自身のストレス解消の方法を、たくさん見つけるようにしています。旅行や家族会の活動もそうですし、毎晩、お酒を楽しむのもその一つです。小さなことでも、毎日楽しめることがあるほうがよいと思います。

周囲に話してため込まない

本人が、弟や妹の前で病気の話をするのをいやがるのですが、弟や妹自身も、病気の話をあまり聞きたくないようです。けれど家族として知っておいてほしいこともあるので、さらっと話してため込まないようにしています。

小さなことでもお礼を言う

本人がしてくれたことには、どんな小さなことでも「ありがとう」と伝えるようにしています。でも、本人の具合が悪いと、「礼を言われる覚えはない」と言われ、ガッカリすることもあります。

私はこんなふうに思っている

温かな対応に感謝

急性期に、本人がひとりで家を飛び出し、交番から連絡を受けたことがあります。駆けつけたところ、連絡をくれた警察官が、「親戚にも同じ病気の人がいるんですよ」と言って、親切に対応してくれました。

発症から間もないころで、家族も疲れきっていたので、ありがたかったです。決して少ない病気ではないので、このように理解してくれる人が増えるといいのにと思います。

薬について悩む

ここ数年は症状が落ちついていますが、一度、よくなったと思った矢先に、症状がぶり返してきたときの絶望感は忘れられません。

今は薬の効果もあって落ちついていますが、薬を長期間のむことによる副作用を考えると心配です。万が一副作用が起こってきたときに、家族がそばにいて相談に乗ることができればいいのですが……。

自分の中の偏見に気づかされた

子どもが発症したときは、半年ほどかかりきりで、ほかのことを考える余裕などありませんでした。しかし、初めての家族会に参加する道すがら、「なぜ自分がこのようなところに行かなければならないんだろう」と思っていることに気づき、驚きました。自分自身のなかに、精神病に対する偏見があったのです。その後の家族会では涙が止まらず、参加者に励まされたことが今でも心に残っています。

地域の理解が進まない

統合失調症などの病気への理解は、地域によってかなり差があると感じます。私の住んでいる地域では、本人があいさつしても無視されるなど、まだまだ理解が進んでいなく、つらいです。

病気への知識が広まれば、偏見も少なくなるはずです。思春期に発症することも多い病気なので、「こころの病気」について学校などでもっととり上げてほしいと思います。

Column

地域で支える取り組みが始まっている

地域での就労支援の取り組み

統合失調症の人の就労支援が、さまざまな形で始まっています。

たとえば、デイケアや就労移行支援の事業所などでは、就労支援のスタッフが、生活支援・医療のスタッフとチームを組んで、一般企業で、さまざまな形での就労を目指して支援を始めています。

これは「ＩＰＳ（個別就労支援と職場定着）」と呼ばれる方法で、従来の方法にくらべ大きな効果があることが明らかになっています。

また、地域の就労・生活支援センターなどでは、就職支援から実際の業務の場でのサポートを継続的に行う「ジョブコーチ」も始まっています。

自分の長所を生かしながら、無理のない形で自分に合った仕事をすることは、本人の自信につながり、生活力の回復をうながすよいサイクルをもたらします。

地域で暮らしながら治療を続ける

医療福祉の面でも、地域でのサポートが始まっています。重症の人を対象に、地域で生活する本人のもとに医療・保健福祉のスタッフが訪問をして、治療や生活のサポートを行う「包括型地域生活支援プログラム・ＡＣＴ」です。

ＡＣＴでは、地域生活のサポートを通じて、本人が自分の望む生活を実現するための「生活力」を養うことを目指します。

病気を抱えながらも、本人が生活を楽しみ、生き生きと暮らそうとすると、生活のうえでさまざまな挑戦が必要になります。そのような挑戦のときこそ、密なサポートが必要です。ＡＣＴでは、本人の生活の場に多職種のスタッフがひんぱんに出向き、サポートにあたります。ちょっとしたチャレンジを積み重ねることが、生活する力の回復を後押しするのです。

IPS：Individual Placement and Support の略　ACT：Assertive Community Treatment の略

伊藤順一郎（いとう・じゅんいちろう）

メンタルヘルス診療所しっぽふぁーれ院長。1954年東京都生まれ。千葉大学医学部卒業後、旭中央病院精神科、千葉大学医学部附属病院精神科を経て、国立精神・神経センター精神保健研究所に勤務。1994年、社会復帰相談部援助技術研究室室長、2000年より部長。2010年より国立精神・神経医療研究センター精神保健研究所社会復帰研究部部長。2015年より現職。専門はコミュニティ・メンタルヘルス、統合失調症の患者さんの治療と社会復帰、家族支援。NPO法人 地域精神保健福祉機構（コンボ）共同代表、一般社団法人コミュニティ・メンタルヘルス・アウトリーチ協会（アウトリーチネット）共同代表、日本のMattoの町を考える会副代表。

NPO法人 地域精神保健福祉機構（コンボ）

2007年2月設立。精神障害をもつ人たちが主体的に生きていくことができる社会の仕組みづくりを目指し、地域で活動する各団体と連携して、科学的に根拠のあるサービスの普及活動を行っている。本人・家族のためのメンタルヘルスマガジン『こころの元気＋』を毎月発行。

●編集協力
オフィス201
原　かおり

●カバーデザイン
小林はるひ
（スプリング・スプリング）

●カバーイラスト
山本正明

●本文デザイン
南雲デザイン

●本文イラスト
山脇　豊

こころライブラリー　イラスト版

統合失調症《とうごうしっちょうしょう》の人《ひと》の気持《きも》ちがわかる本《ほん》

2009年11月30日　第1刷発行
2023年8月3日　第12刷発行

監修	伊藤順一郎（いとう・じゅんいちろう） NPO法人 地域精神保健福祉機構（コンボ） （ちいきせいしんほけんふくしきこう）
発行者	髙橋明男
発行所	株式会社 講談社 東京都文京区音羽2丁目-12-21 郵便番号　112-8001 電話番号　編集　03-5395-3560 販売　03-5395-4415 業務　03-5395-3615
印刷所	凸版印刷株式会社
製本所	株式会社若林製本工場

N.D.C.493　98p　21cm

ISBN978-4-06-278961-5

■参考文献

メンタルヘルスマガジン『こころの元気＋』
（地域精神保健福祉機構）

『家族のための統合失調症入門』
白石弘巳（河出書房新社）

『統合失調症から回復するコツ――何を心がけるべきか』
渡部和成（星和書店）

『家族にもケア――統合失調症 はじめての入院』
田上美千佳編（精神看護出版）

『ピアカウンセリング』
こらーる・たいとう編（こらーる・たいとう）

『ACT-Kの挑戦―― ACTがひらく精神医療・福祉の未来』
高木俊介（批評社）

この本は、地域精神保健福祉機構（コンボ）で募集したアンケートをもとに編集しています。アンケートにご協力くださった方々、またコンボの丹羽大輔氏にはたいへんお世話になりました。
ありがとうございました。

講談社　健康ライブラリー／こころライブラリー　イラスト版

ＡＰＤ（聴覚情報処理障害）がわかる本
聞きとる力の高め方

国際医療福祉大学成田保健医療学部言語聴覚学科教授
小渕千絵　監修

検査では異常がないのに、聞きとれない！　難聴との違いや発達障害との関係は？「聞きとりにくさ」の理解と対処法を徹底解説！

ISBN978-4-06-522775-6

解離性障害のことがよくわかる本
影の気配におびえる病

精神科医　東京女子大学教授
柴山雅俊　監修

現実感がない、幻を見る……統合失調症やうつ病とどう違う？　どう治療する？　不思議な病態を徹底図解し、回復に導く決定版！

ISBN978-4-06-259764-7

統合失調症スペクトラムがよくわかる本

東京都医学総合研究所副所長
糸川昌成　監修

幻覚、妄想、思考障害、まとまりのない行動……でも、統合失調症とは限らない。新しい診断基準で解説する。

ISBN978-4-06-511803-0

新版　統合失調症
病気の理解と治療法

伊藤順一郎　監修

原因、症状と対処法、薬の使い方、接し方…病気の理解と回復を支えるための完全ガイド

ISBN978-4-06-530807-3

トラウマのことがわかる本
生きづらさを軽くするためにできること

こころとからだ・光の花クリニック院長
白川美也子　監修

つらい体験でできた「心の傷」が生活を脅かす。トラウマの正体から心と体の整え方まで徹底解説！

ISBN978-4-06-516189-0

自傷・自殺のことがわかる本
自分を傷つけない生き方のレッスン

国立精神・神経医療研究センター精神保健研究所
松本俊彦　監修

「死にたい…」「消えたい…」の本当の意味は？　回復への道につながるスキルと適切な支援法！

ISBN978-4-06-259821-7

ネット依存・ゲーム依存がよくわかる本

独立行政法人国立病院機構久里浜医療センター院長
樋口　進　監修

スマホの普及でネット・ゲームへの依存が深刻に。生活が破綻する前に本人・家族ができることとは。

ISBN978-4-06-511802-3

双極性障害（躁うつ病）の人の気持ちを考える本

順天堂大学医学部精神医学講座主任教授
加藤忠史　監修

発病の戸惑いとショック、将来への不安や迷い……。本人の苦しみと感情の動きにふれるイラスト版。

ISBN978-4-06-278970-7